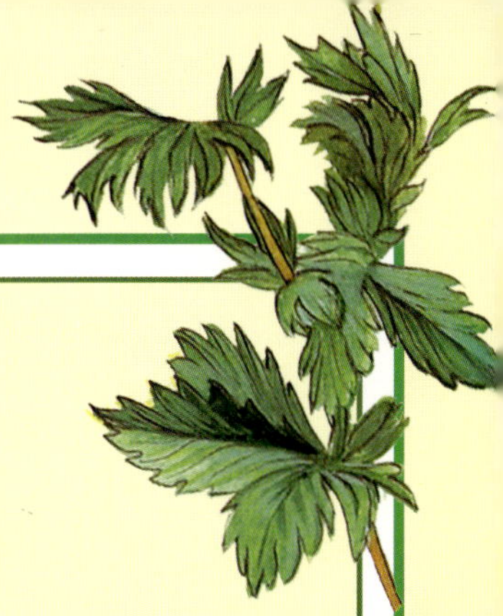

Aroma-Therapie

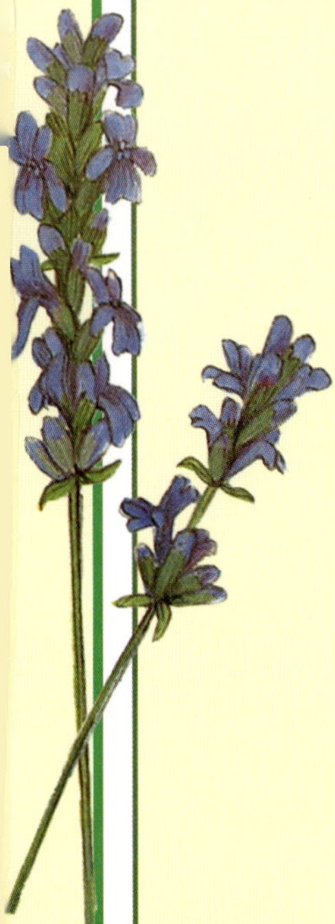

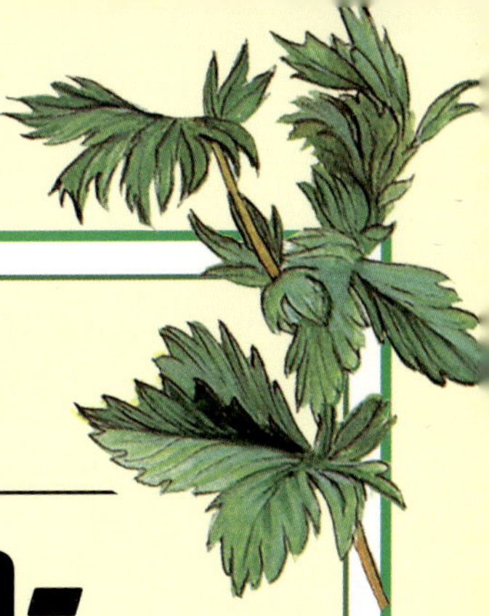

Aroma-Therapie

DER NEUE WEG ZUR KÖRPER- UND SCHÖNHEITSPFLEGE

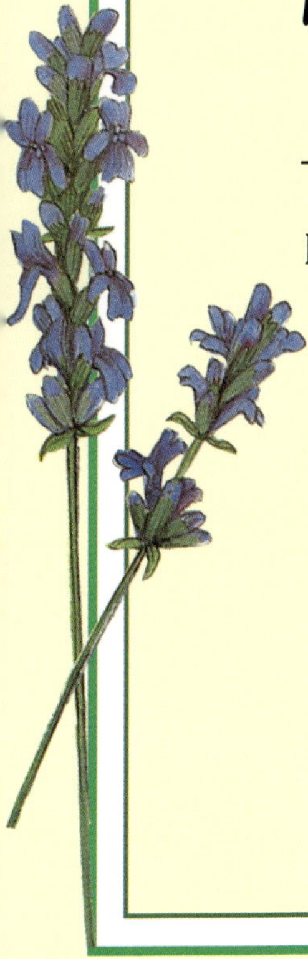

Autorin:
Annika Lohstroh

NAUMANN & GÖBEL

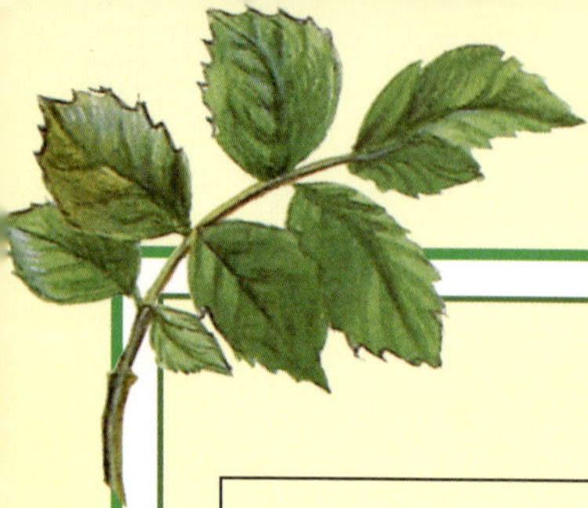

Sicherheitshinweis

Wenn Sie an Gesundheitsbeschwerden leiden, regelmäßig Medikamente zu sich nehmen oder schwanger sind, sollten Sie vor der praktischen Umsetzung der Anregungen dieses Buches den Arzt konsultieren. Alle Sicherheitshinweise, Empfehlungen und Anleitungen sind vor Beginn der Behandlung sorgfältig durchzulesen. Der Herausgeber haftet nicht für physische oder materielle Schäden, die sich aus der Nichtbeachtung dieses Hinweises ergeben.

Autorin: Annika Lohstroh
Farbillustrationen (Pflanzen): Peter Klaucke
Schwarz-weiß-Illustrationen (S. 50-62): Wiebke Vormstein
Umschlaggestaltung: Rincón², Köln
Aromaöle abgefüllt von: nouvelle Deutschland

ISBN 3-625-10620-5

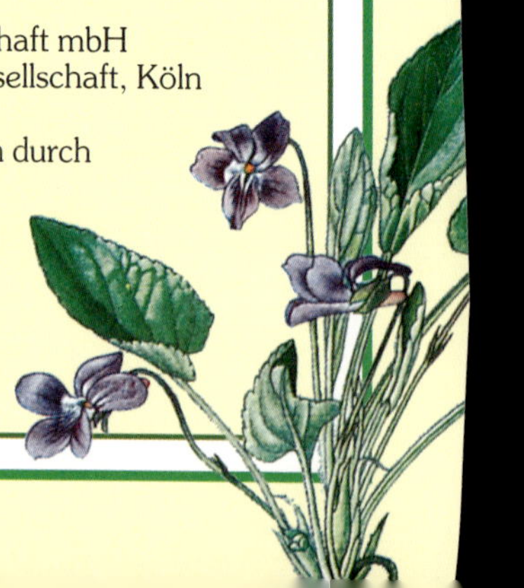

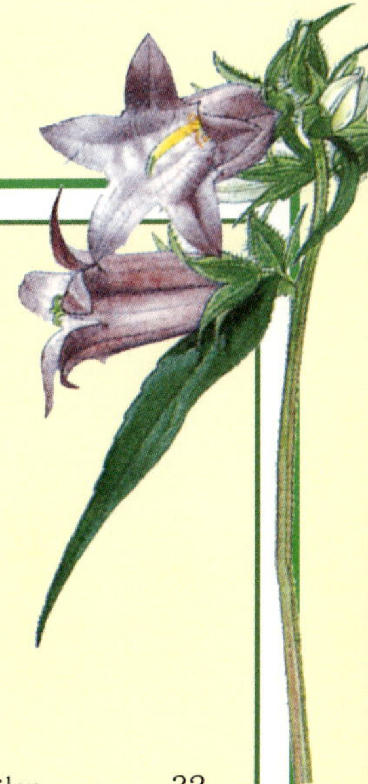

Inhalt

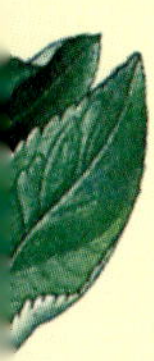

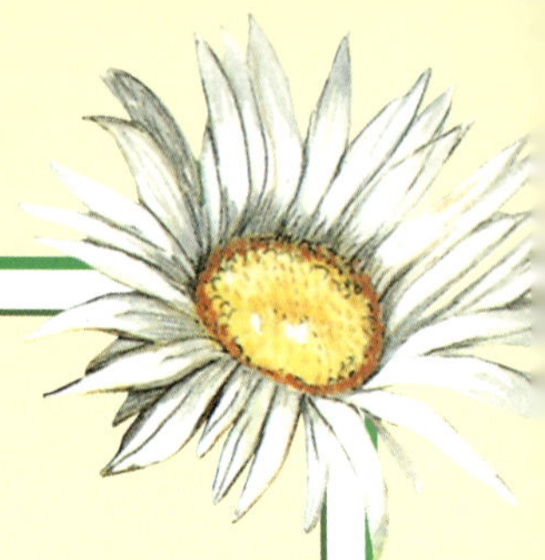

Aromatherapie – Was ist das?

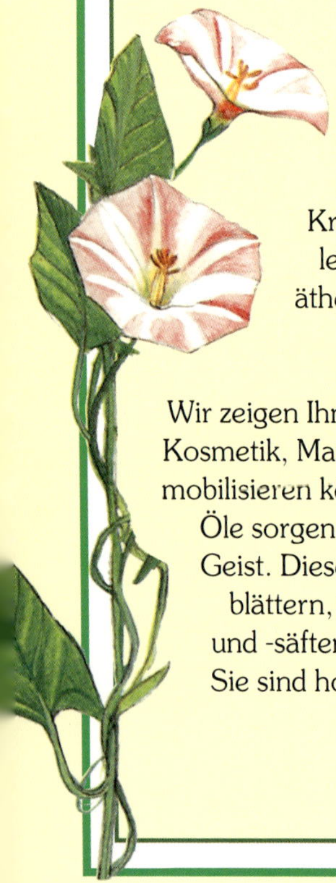

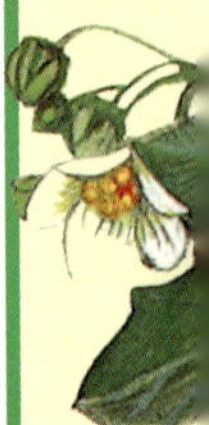

Natürlichkeit – das liegt voll im Trend. Was liegt da näher, als sich auch auf die Heilkraft der Kräuter zu besinnen? Aromatherapie – das ist die leicht für jedermann zu erlernende Technik, mit ätherischen Ölen Körper und Geist zu regenerieren und zu heilen.

Wir zeigen Ihnen, wie Sie – ganz einfach – durch Bäder, Tees, Kosmetik, Massagen und andere Methoden Ihre Abwehrkräfte mobilisieren können. Die aus Pflanzen destillierten ätherischen Öle sorgen für eine erneuerte Harmonie von Körper und Geist. Diese Essenzen werden aus Blättern, Samen, Blütenblättern, Wurzeln, Knospen, Nüssen, Pflanzenstengeln und -säften, aber auch aus Rinde und Hölzern gewonnen. Sie sind hochkonzentriert und werden nur tröpfchenweise verwendet.

Aromatherapie – Was ist das?

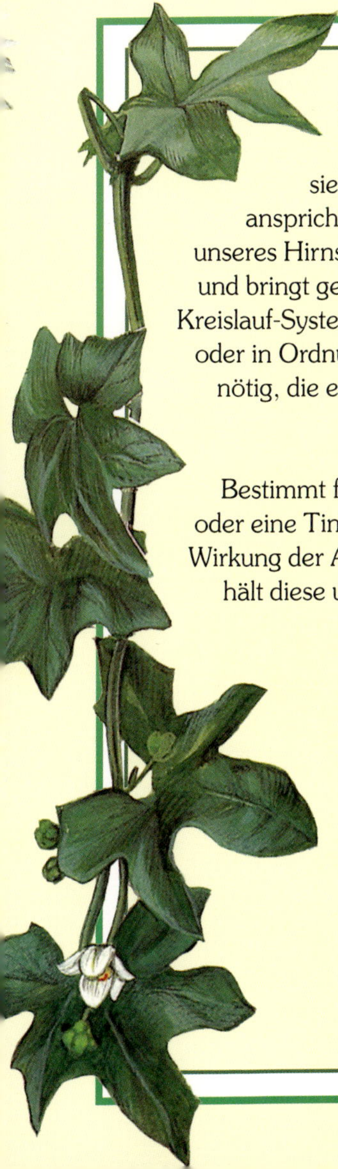

Man könnte die Aromatherapie als die „Wissenschaft der Sinne“ bezeichnen – vor allem, da sie einen fast vergessenen Sinn der Menschen anspricht: den Geruchssinn. Das Riechhirn, ältester Teil unseres Hirns, kann direkt durch Aromen angeregt werden und bringt genauso direkt unser Gefühlsleben, unser Herz-Kreislauf-System und unsere Streßanfälligkeit durcheinander – oder in Ordnung. Dazu sind nur die richtigen Duftmoleküle nötig, die entweder anregen oder beruhigen, und so zu größtem Wohlbefinden führen.

Bestimmt finden Sie auf den folgenden Seiten ein Rezept oder eine Tinktur, bei der Sie gerne einmal die wohltuende Wirkung der Aromatherapie testen möchten – und vielleicht hält diese uralte Technik ja auch in Ihren Alltag Einzug.

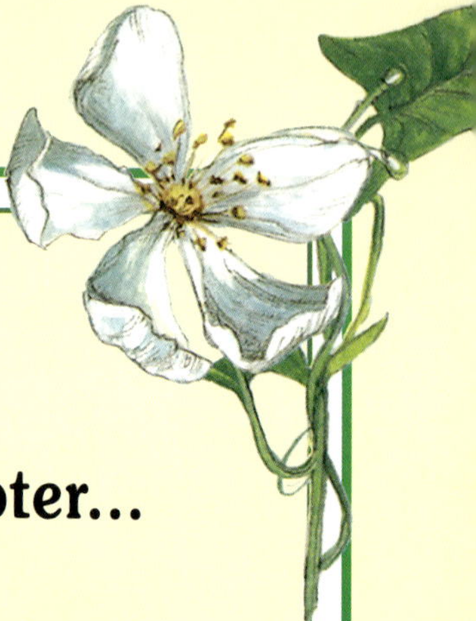

Schon die alten Ägypter...

...wußten um 1550 v.Chr., wie sie aus Pflanzen in erhitzten Tongefäßen Essenzen zur Einbalsamierung ihrer Pharaonen gewinnen konnten. Doch eigentlich geht die Erfindung auf griechische Alchimisten zurück, die erkannten, daß beim Sieden oder Verdampfen von Pflanzenauszügen Aromastoffe und Heilkräfte freigesetzt wurden.

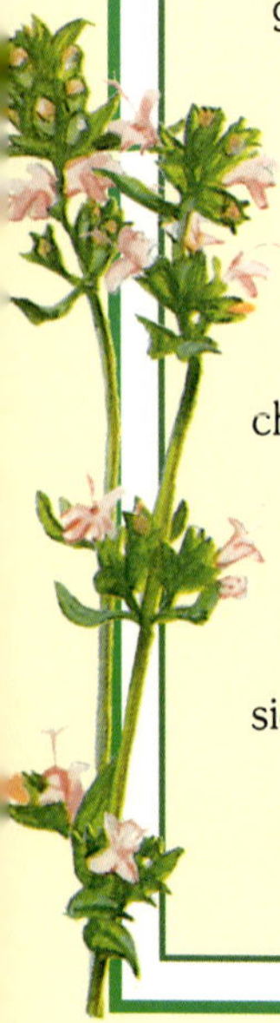

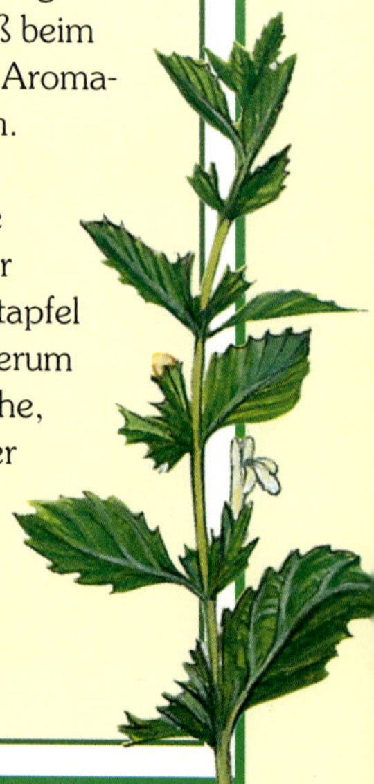

Daß bestimmte Pflanzen überhaupt bestimmte Wirkungen hatten, wußte schon 2000 v.Chr. der chinesische Kaiser Kiwang-Ti, der auf Mohn, Granatapfel und Rhabarber schwor. Und die Ägypter wiederum trugen auf ihren Perücken Salbkegel aus Myrrhe, Weihrauch, Thymian und Rosmarin, die bei der Wärme am Nil schmolzen und so ihre aphrodisierende und desodorierende Wirkung freisetzten.

Schon die alten Ägypter...

Die Geburt unserer heutigen modernen Aromatherapie haben wir einem Unfall zu verdanken: der französische Chemiker René-Maurice Gattefossé verbrühte sich in seinem Labor, in dem er ätherische Öle für Kosmetika herstellte, fürchterlich die Hand. Siedendheiß fiel ihm die Heilkraft von Lavendel ein, das angeblich entzündungshemmend wirkt und Brandverletzungen schneller abheilen läßt. Er tauchte seine Hand in einen Bottich mit reinem Lavendel neben seiner Arbeitsbank. Und tatsächlich: Die Schmerzen ließen rasch nach, die Verbrennung heilte schnell. Diese Erfahrung beeindruckte ihn so sehr, daß er sich sofort an die Erforschung der Heilkraft ätherischer Öle machte. Er war es dann auch, der 1928 den Begriff Aromatherapie prägte.

Heute nun besitzen wir mit der Aromatherapie eine wissenschaftlich fundierte, zeitgemäße Anwendungsform einer uralten Heilkunst.

Tips & Tricks

Die Grundregeln der Aromatherapie

Damit Sie in den richtigen Genuß der Heilwirkung von Aromaölen kommen, sollten Sie einige Grundregeln kennen. Wie bei allen Naturheilmethoden kommt es auf die Konzentration des Mittels an, ob es zu Wohlbefinden führt oder negativ wirkt.

* Seit langem bekannt ist die innere Anwendung und Heilkraft vieler Aromaöle. Beispielsweise wirkt Salbei gegen Grippe, appetitanregend, aber auch antiseptisch. Für die innere Anwendung dürfen nur wirklich rein natürliche Aromaöle in sehr geringer Dosierung angewendet werden. Ein Tropfen ätherisches Öl plus einen Teelöffel Honig in einer Tasse Kräutertee oder Wasser auflösen. Lassen Sie sich unbedingt vom Fachmann beraten (Reformhaus oder Apotheke).

Tips & Tricks

* Während der Schwangerschaft sind folgende Öle tabu: Wacholder, Salbei, Petersilie, Majoran, Muskat, Basilikum, Kampfer und Nelke. (Hiermit sind immer die hochkonzentrierten Aromaöle gemeint – natürlich können Sie weiterhin mit Basilikumkraut würzen!)

* Aromaöle niemals in Kinderhände!

* Ätherische Öle sollten nur tropfenweise verwendet werden.

* Ohne Trägeröle oder Wasser geht es nicht: ätherische Öle sollten immer verdünnt werden.

* Ölspritzer im Auge nur mit einigen Tropfen reinem, süßen Mandelöl auswaschen. Niemals Wasser verwenden – das Öl löst sich nicht.

* Aromatherapie kann keine chronischen Krankheiten heilen, nur Symptome lindern.

* Allergietest: Wenn Sie zu Allergien neigen, so tragen Sie stark verdünntes Aromaöl auf die Innenseite des Unterarms auf. Bei Rötung ist vom Gebrauch abzuraten.

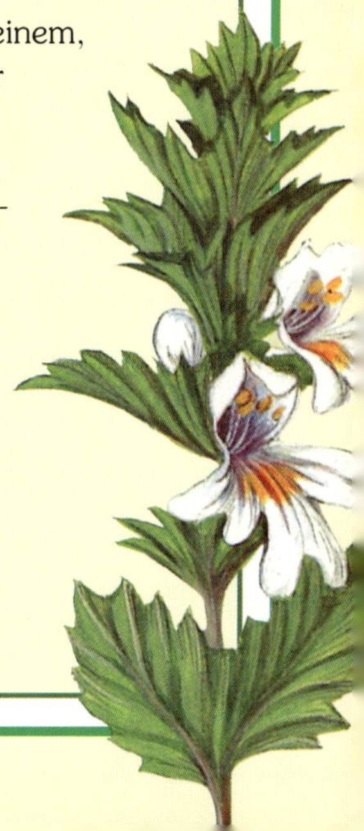

Rund ums Öl

Allerlei Wissenswertes

Hätten Sie gewußt, daß für 1 Kilogramm Rosenessenz 5000(!) Kilogramm frische Blüten benötigt werden? Dabei ist die Bezeichnung „Öl“ auch noch irreführend: Aromastoffe sind in Wahrheit überhaupt nicht ölig, sondern vielmehr Extrakte, die extrem schnell verfliegen, wenn sie mit Luft in Berührung kommen. Das ist gleichzeitig die Vorrausetzung für die Verwendung als Duft-Stimulator.

* Für die Aromatherapiemassage sind ätherische Öle besonders gut geeignet, weil sie „lipophil“ sind, also sich leicht mit Fett verbinden – und die Haut des Menschen kann Fett besonders gut aufnehmen.

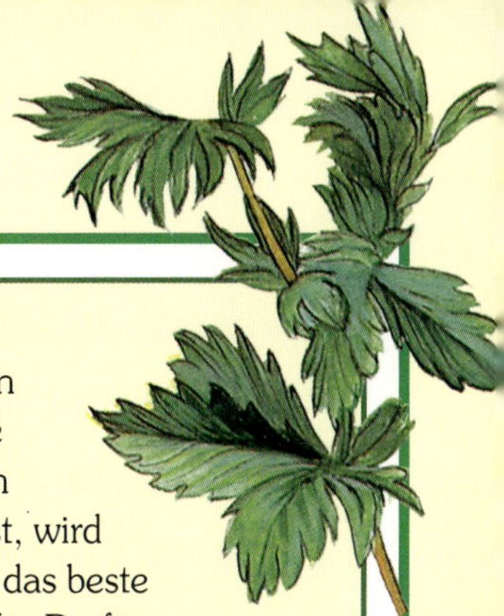

Rund ums Öl

✻ Sicher kennen Sie die Bilder von riesigen Lavendelfeldern in der Provence: Mit Hilfe der Destillation, bei der man die Essenz in Wasserdampf auffängt und später herauslöst, wird in Grasse, Südfrankreich, schon seit 1820 das beste Lavendelöl gewonnen. Vor allem natürlich für Parfüms.

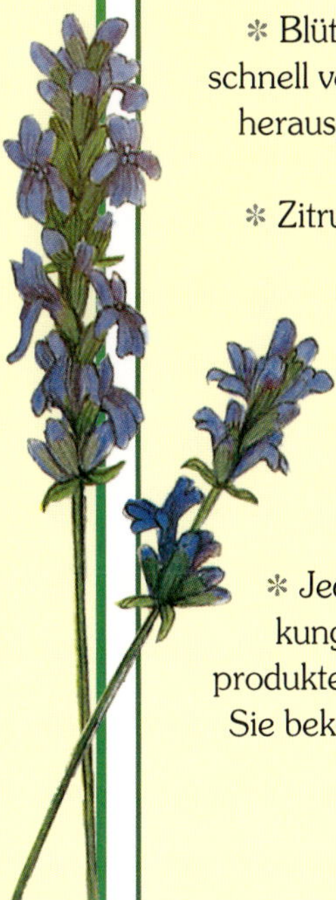

✻ Blütenessenzen fängt man in Talg auf, da sie sich sehr schnell verflüchtigen. Die Essenzen werden dann mit Alkohol herausgelöst – aus dem Talg macht man duftende Seifen.

✻ Zitrusöle gewinnt man durch Auspressen der Schalen.

✻ Kombiniert verstärken einige Aromaöle ihre Wirkung: 5 Tropfen Rosmarin, 3 Tropfen Zitrone und 2 Tropfen Cajeput (malayische Myrrhe), dazu ein Emulgator (Honig oder Milch) – fertig ist ein powerbringendes Morgenbad.

✻ Jedes Naturprodukt unterliegt erntebedingten Schwankungen. Achten Sie beim Kauf auf gute, reine Qualitätsprodukte, die möglichst durch eine Kontrolle gegangen sind. Sie bekommen sie in Reformhäusern, Naturkostläden und Apotheken.

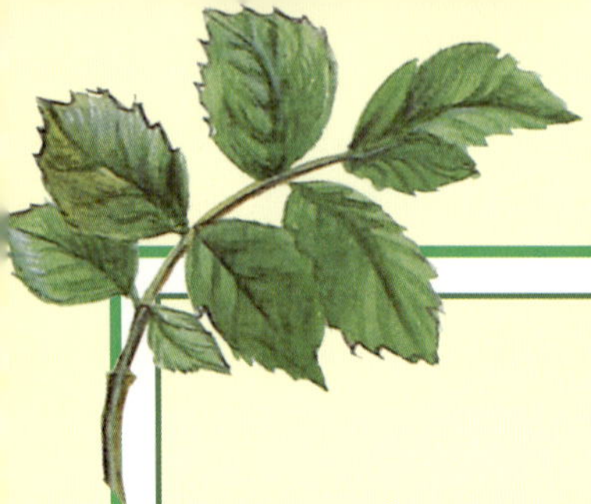

Was man alles mit Aromaölen machen kann

Sie können in ihnen baden, Ihre Haut pflegen, Ihre Psyche auf Wohlfühlen umpolen – und noch vieles mehr. Aromaöle sind vielseitig einsetzbar: ohne besonderes Equipment können Sie sich mit Ihren Lieblingsdüften oder -mischungen umgeben.

Inhalation

Den Klassiker unter den Grippebekämpfern haben die meisten von uns schon als Kind kennengelernt:
6-12 Tropfen Eukalyptus- oder Zitrusöl in eine Schüssel heißes Wasser, Handtuch über den Kopf – und tief einatmen.
Achtung: Asthmatiker sollten ihren Arzt befragen!

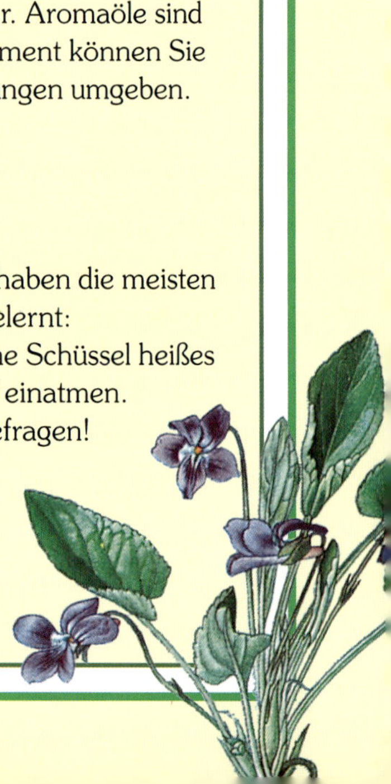

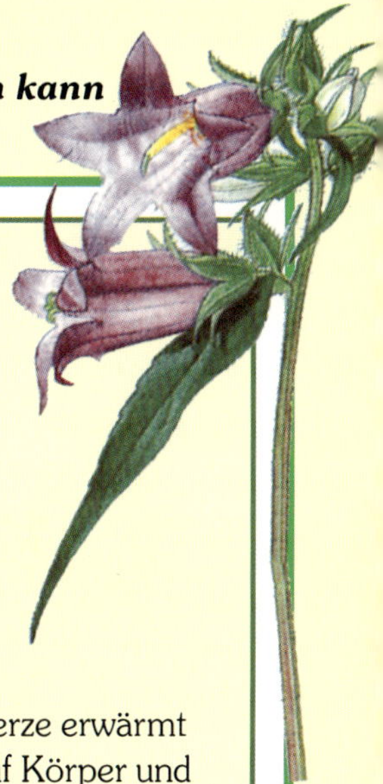

Massage

Die körpereigenen Heilprozesse werden durch Massage mit Aromaölen angeregt, Lymph- und Blutzirkulation wird stimuliert. Siehe S. 50 bis 63.

Duftlampen

Nicht nur schön, sondern auch anregend: bis zu 6 Tropfen Aromaöl in die mit Wasser gefüllte Duftschale träufeln. Die darunter angebrachte Kerze erwärmt das Wasser – flüchtige Aromamoleküle wirken auf Körper und Psyche.

Bad

5-10 Tropfen Aromaöl, dazu ein Emulgator wie süßes Mandelöl, aber auch Milch oder Sahne, in lauwarmes Badewasser geben. Tür zu – und 15 Minuten entspannen! Tip: Badewanne hinterher auswischen. Aromaöle können Flecken hinterlassen.

Fußbad

Rosmarin, Pfefferminze oder Thymian machen müde Füße schnell wieder munter. 4-5 Tropfen in warmem Wasser genügen.

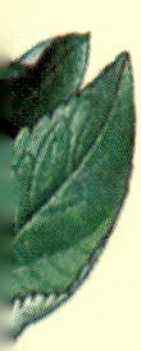

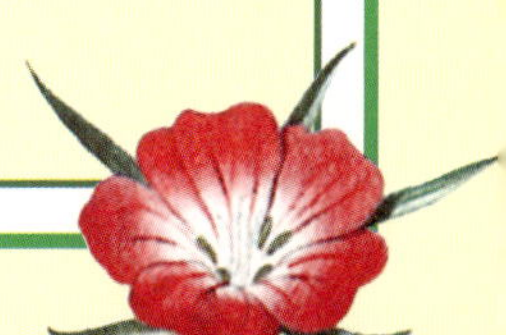

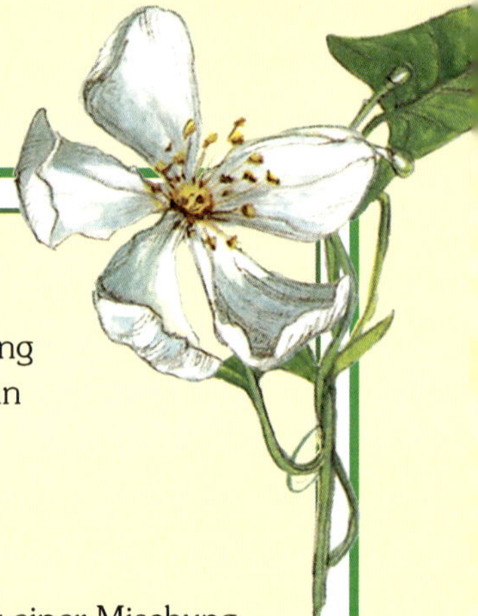

Handbad

Gut gegen rauhe Hände und als Vorbereitung einer Maniküre: 3-4 Tropfen Patchouli in lauwarmes Wasser träufeln.

Duschbad

Als letzten Duschgang einen Schwamm mit einer Mischung aus Aprikosen- oder Pfirsichkernöl und 1 Tropfen Rosenöl tränken. Unterm Duschstrahl die Haut sanft abreiben.

Raumspray

Mischen Sie es doch einmal selbst: 10 Tropfen Ihres Lieblingsöls in 7 Eßlöffeln Wasser mischen. Mit 1 Eßlöffel Wodka – wirklich! – oder purem Alkohol (Apotheke) konservieren. In einen Zerstäuber (Blumengeschäft) füllen und gut schütteln.

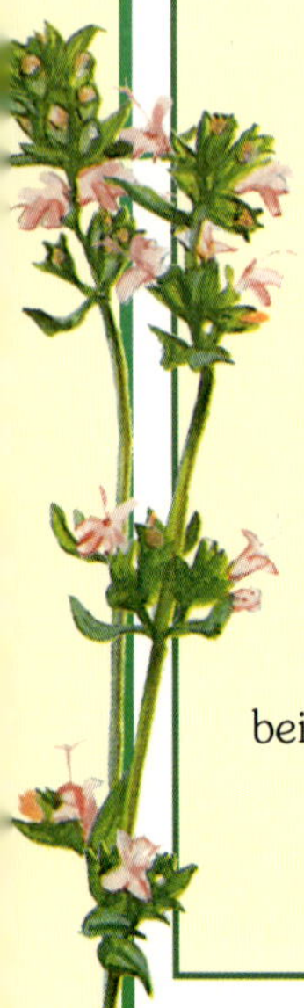

Luftbefeuchter

Trockene Heizungsluft kann gerade in der Winterzeit angenehm umgewandelt werden: Eine Schale Wasser auf die Heizung stellen und 5 Tropfen, beispielsweise Bergamotte zum Anregen oder Zimt zum Beruhigen, einträufeln.

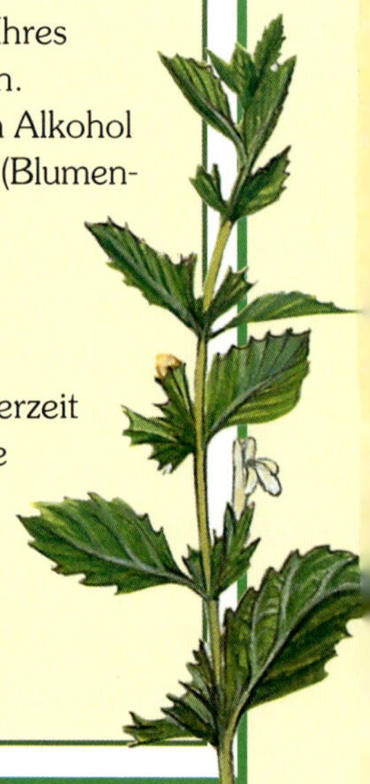

Duftkerzen

Es gibt sie fertig zu kaufen. Achten Sie auf Naturprodukte!

Kompressen

Ein Baumwolltuch (Waschlappen o.ä.) in 160 ml warmem Wasser mit 5-10 Tropfen Aromaöl tränken, ausdrücken und auf die schmerzende Stelle legen. Kamille kann bei geschwollenen Augen Wunder wirken, Pfefferminze hilft gegen Kopfschmerz.

Mischen – Verdünnen – Aufbewahren

Was immer man auch mit ätherischen Ölen vorhat – ob mischen oder verdünnen, in Potpourris oder im Bad einsetzen – sie sollten immer nur entsprechend den in den Rezepten genannten Mengen verwendet werden. Denn: viele Tropfen steigern keineswegs die Wirkung, sondern führen bei manchen Ölen sogar zu Übelkeit.

Mischen

Natürlich lassen sich ätherische Öle untereinander mischen. Trauen Sie Ihrer Nase: ob eine Mischung harmonisch ist, läßt sich ganz simpel schon am Geruch feststellen. Entweder sie riecht falsch oder eine Essenz dominiert viel zu stark. Mischen Sie die Öle tropfenweise mit Hilfe einer Pipette in Glasschalen. Beste Methode zum „Erschnuppern": 1-2 Tropfen der Mischung auf Löschpapierstreifen träufeln und damit vor der Nase fächeln.

Verdünnen

Für Inhalationen, Bäder usw. wird ätherisches Öl mit warmem Wasser verdünnt. Für Kosmetika, Massagen usw. werden ätherische Öle mit sogenannten Trägerölen verdünnt. Besorgen Sie sich im Reformhaus oder im Naturkostladen kaltgepreßte Pflanzenöle wie Mandel-, Soja-, Sesam-, Avocado-, Weizenkeim- oder Sonnenblumenkernöl. Hier die gängigste Mischungsformel für Massageöle: 1 Tropfen ätherisches Öl auf 5 ml Trägeröl (etwa 1 Teelöffel).

Aufbewahren

Die meisten ätherischen Öle, die Sie in Reformhäusern, Naturkostläden und Apotheken kaufen, sind bereits in kleinen, dunklen Pipettenfläschchen abgefüllt. Besorgen Sie sich für Ihre Mischungen ebenfalls dunkle Flaschen (Lichtschutz). Lagern Sie Ihre Aromaöle kühl und trocken. Sie halten maximal ein Jahr, Zitrusöle etwas weniger.

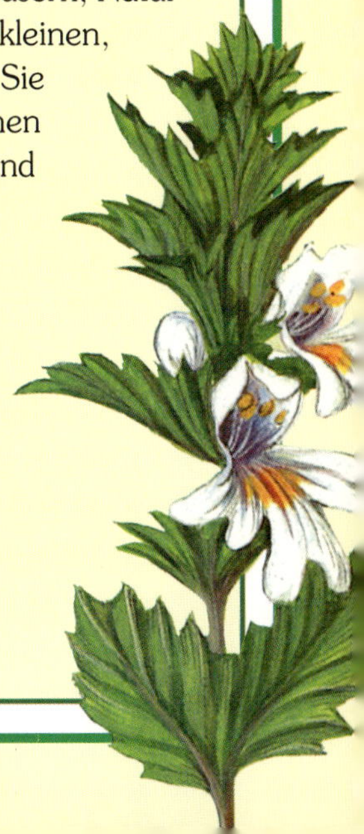

Hitliste der besten Aromen

Was Lavendel & Co. können

Wir stellen Ihnen die acht meistverwendeten Aromaöle vor – wo sie herkommen, wie sie gewonnen werden und vor allem: wo sie Verwendung finden.

Lavendel (Lavendula officinalis)

Ursprung: Lavendel kommt aus dem romanischen „lavare“ und bedeutet „sich waschen“. Bei den Römern war Lavendel der beliebteste Badezusatz. Sowohl die Griechen als auch die Römer verbrannten Lavendelzweige, um Zimmer zu desinfizieren.

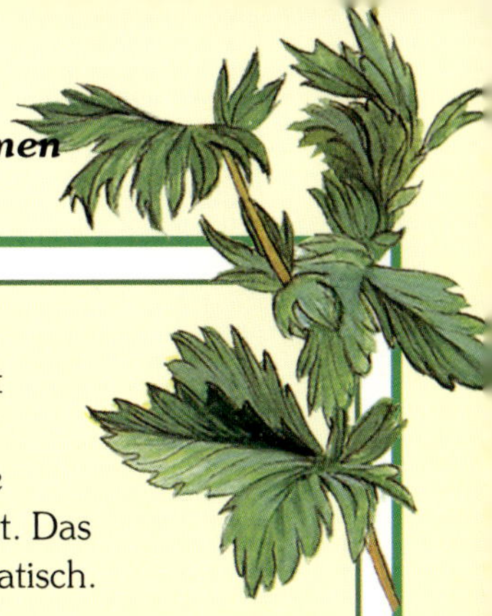

Beschreibung: Der Lavendelstrauch mit seinen hölzernen Zweigen und langen Blättern hat blau-lila Blüten. Die gesamte Pflanze wird getrocknet und dampfdestilliert. Das essentielle Öl ist gelblich und sehr aromatisch.

Wirkung: Stark beruhigender und entspannender Effekt auf Nerven und Psyche. Exzellent bei Migräneanfällen. Antiseptisch, krampflösend und schmerzstillend. Extrem vielseitig verwendbar.

Rezept: 6 Tropfen Lavendel im heißen Bad vor dem Schlafengehen helfen bei Ein- und Durchschlafstörungen.

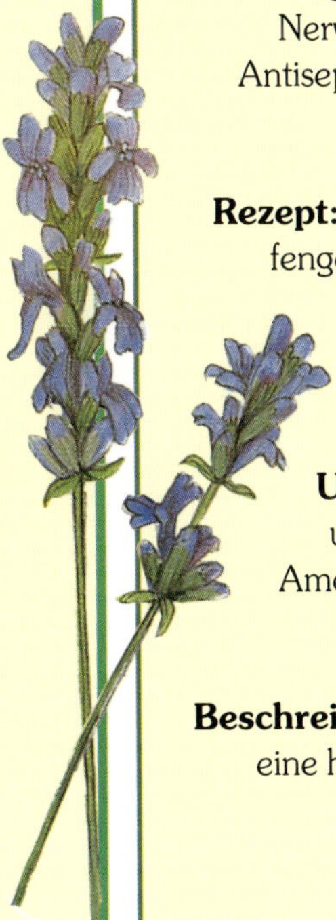

Eukalyptus (Eucalyptus globulus)

Ursprung: Einer der höchsten Bäume der Welt, kam ursprünglich aus Australien, wächst heute auch in Amerika und Südeuropa. Die Aborigines – australische Ureinwohner – nutzten ihn zuerst medizinisch.

Beschreibung: Die silbrigen, blau-grünen Blätter produzieren eine hochpotente Essenz, die vielseitig verwendbar ist.

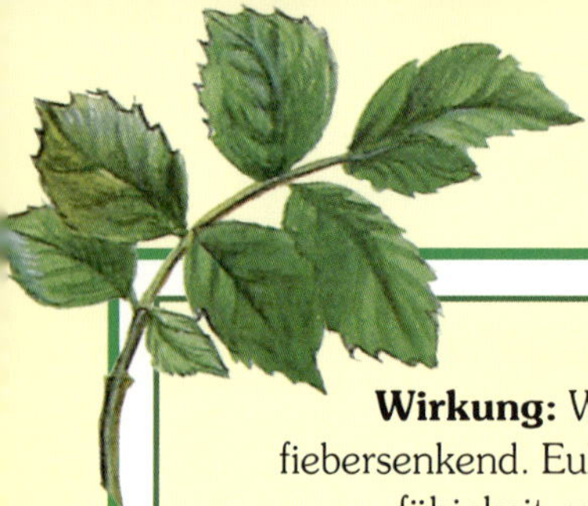

Wirkung: Wirkt antiseptisch, schmerzlindernd und fiebersenkend. Eukalyptusöl steigert die Konzentrationsfähigkeit, unterstützt das logische Denken. Hilft bei Asthma, Bronchitis, Rheuma, Blasen- und Niereninfektionen.

Anwendung: Gurgeln, Wadenwickel, Kompressen, Einreibemittel und Verdunstung.

Rezept: 5 Tropfen im heißen Bad wirken hustenlindernd. Einige Tropfen in einer Aromalampe neben dem Arbeitstisch fördern die Konzentration.

Zitrone (Citrus limonum)

Ursprung: Die ersten Seefahrer nahmen Zitronen auf lange Fahrten mit, als Schutz gegen Skorbut und um ihr Trinkwasser zu reinigen. Als Mittel gegen Mundgeruch war sie bereits den Römern bekannt.

Beschreibung: Bei den Griechen hieß die Zitrone „medica“, da sie aus Medi in Asien eingeführt wurde, wo man sie zum Parfümieren der Kleidung verwendete. Wird in den Mittelmeerländern und Amerika angebaut. Das schwachgelbe Öl wird aus der Baumrinde und der Fruchtschale

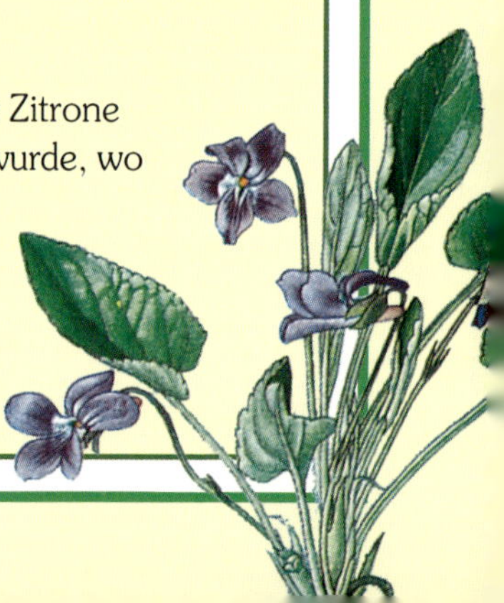

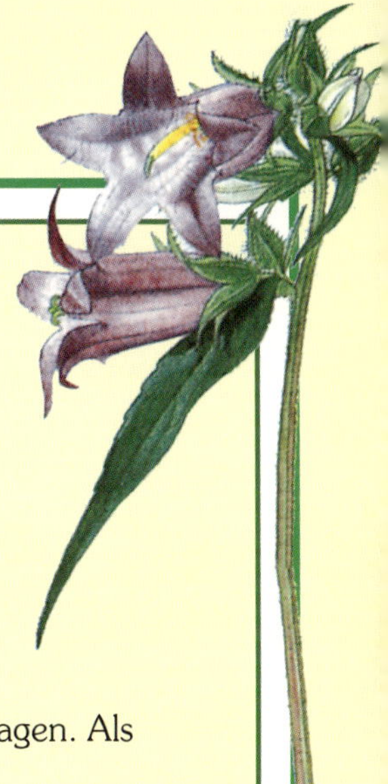

gepreßt und in der Parfümherstellung wegen seines intensiven, scharfen, erfrischenden Zitrusgeruchs verwendet.

Wirkung: Stark antiseptisch, blutstillend, blutdrucksenkend, hilft bei Fieber und Erkältungen, stärkt die körpereigene Abwehr. Sorgt für einen klaren Kopf, wirkt antriebssteigernd.

Anwendung: Inhalation, Badezusatz, Massagen. Als Raumduft.

Achtung: Zitronenöl und Sonne! Kann zu Hautreizungen und Flecken führen.

Rose (Rosa centifolia, Rosa damascena)

Ursprung: In Tutenchamuns Grab fand man Rosensträuße, Kleopatra lockte Marcus Antonius mit Rosenessenzen, und arabische Ärzte verwendeten „Zukkar" (Rosenmarmelade) als Medizin.

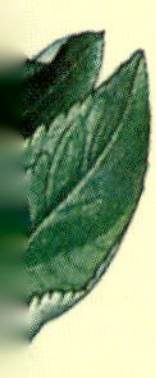

Beschreibung: Die Damaszener Rose kommt aus Bulgarien; Hunderte von Rosensorten werden in Frankreich, Algerien, Marokko und Ägypten angebaut. Man braucht ca. 5 Tonnen Rosenblätter für 1 Kilogramm Rosenöl.

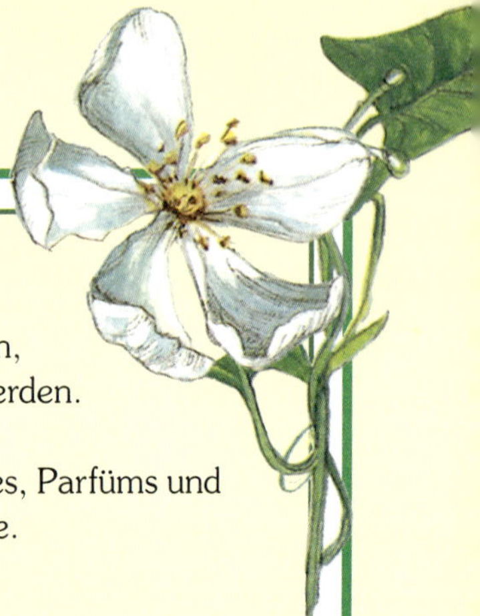

Wirkung: Entzündungshemmend, antidepressiv. Bei nervösen Herzbeschwerden, Kopfschmerzen und Menstruationsbeschwerden.

Anwendung: Bäder und Massagen. Cremes, Parfüms und für die gesamte Körperpflege.

Basilikum (Ocimum basilicum)

Ursprung: Die griechischen Adligen badeten und massierten sich damit, die alten Ägypter brachten es den Göttern dar und balsamierten ihre Toten mit Basilikum (griech. Basilicon – königliches Heilmittel).

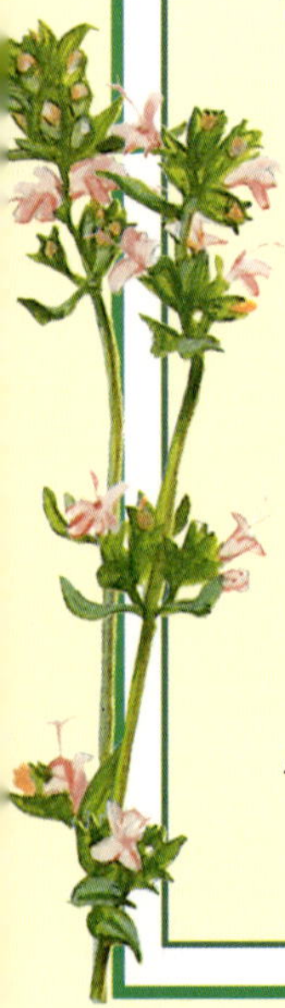

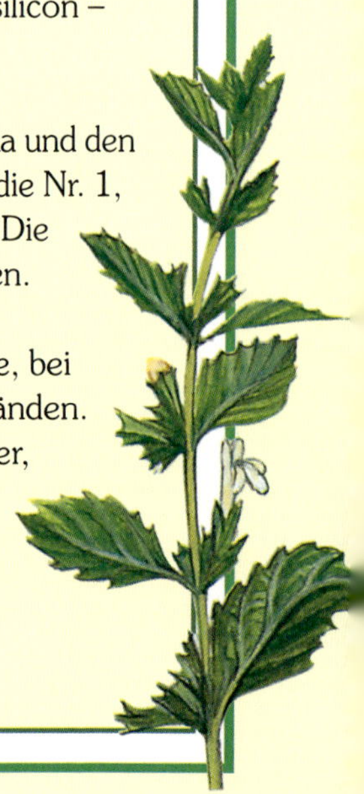

Beschreibung: Kommt ursprünglich aus Afrika und den Seychellen. Heute unter den Küchenkräutern die Nr. 1, angebaut in Südeuropa. Wird bis zu 90 cm groß. Die grün-gelbe Essenz wird aus den Blättern gewonnen.

Wirkung: Wirkt antidepressiv, gegen Ängste, bei Schwindel-, Ermüdungs- und Erschöpfungszuständen. Gegen Bronchitis, Migräne, Erkältung, Fieber, Nervosität, hilft auch bei Schlangenbissen.

Anwendung: Inhalation, Bäder, Massage. Wirkt kombiniert mit Thymian antiseptisch.

Achtung! Wirkt depressiv bei Überdosierung. Nicht während der Schwangerschaft anwenden.

Jasmin (Jasminum officinale)

Ursprung: Im 16. Jahrhundert aus Persien nach Europa eingeführt, wird Jasmin bis heute sehr vielseitig benutzt.

Beschreibung: Der „Jasmin grandiflora" ist ein kleines Buschgewächs, das seinen Ursprung in Ost-Indien und Ägypten hat, und wird heute auch in Frankreich, Spanien, Algerien und Marokko angebaut. Seine weißen Blüten produzieren einen honigsüßen Duft mit einem fruchtigen Unterton. Man braucht acht Millionen Blüten – vor Morgengrauen gepflückt – um nur ein Kilo tiefrotes Jasminöl zu gewinnen. Das macht Jasmin neben dem Rosenöl zu einer der teuersten Essenzen überhaupt.

Wirkung: Krampflösend, antiseptisch, schmerzstillend. Besonders hilfreich bei Ängsten und Depressionen sowie Streß und Erschöpfungszuständen.

Anwendung: Massageöl, Inhalationen, Cremes und Hautpflege. Duftsprays und -lampen. Parfüm. Als Badezusatz. Kräutertee.

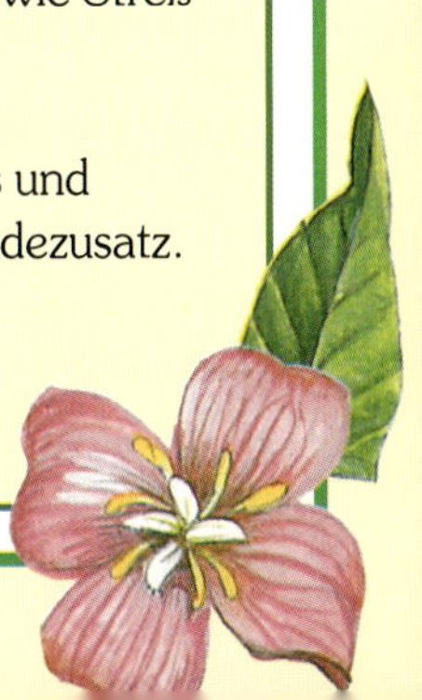

Patchouli (Pogostemon patchouli)

Ursprung: Jahrhundertelang haben die Inder Patchouli, das aus einer kleinen, in Malaysia und Indien vorkommenden Pflanze gewonnen wird, zum Parfümieren von Stoffen und Kleidern verwendet. 1820 entdeckten die Engländer das Patchouli, als sie mit diesem Duft getränkte Umhängetücher aus Indien einführten. Um 1960 wurde es in Europa wegen seiner aphrodisierenden Wirkung sehr bekannt.

Beschreibung: Das Patchouli-Öl wird aus getrockneten, fermentierten Blättern gewonnen. Mit zunehmendem Alter wird es immer intensiver. Wird als Fixativ in der Parfümherstellung verwendet.

Wirkung: Antiseptisch, antidepressiv, beruhigend und betäubend. Altbewährtes Aphrodisiakum.

Anwendung: Inhalation, Badezusatz und Massage. Basisnote vieler Parfüms.

Sandelholz (Santalum album)

Ursprung: Der Sandelholzbaum gilt in Indien seit dem 5.Jahrhundert v.Chr. als heilig, als er dort zum ersten Mal in der Nirkuta (älteste religiöse Schrift) erwähnt wurde. Viele indische Tempel wurden mit diesem wertvollen Holz gebaut, das heute unter Naturschutz steht.

Beschreibung: Acht Meter großer Baum, wächst in Indonesien, Südost-Asien und in Indien. Der sirupartige Balsam wird aus dem zerhäckselten Holz per Dampfdestillation gewonnen. Wird in großer Menge in antiseptischen Alkohollösungen benutzt.

Wirkung: Antiseptisch, krampflösend, hilft bei Bronchitis, Erkältung, Nebenhöhlenentzündungen und ist ein Aphrodisiakum. Gegen Hautreizungen.

Anwendung: Inhalation, Massage, warme Kompressen gegen trockene Haut. Basisnote und Fixativ vieler Parfüms.

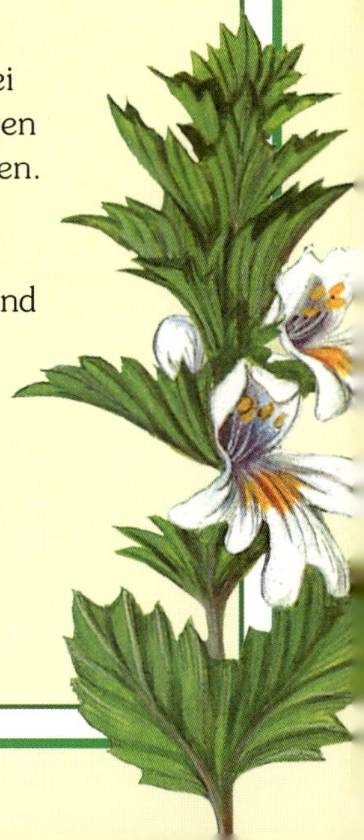

Auf einen Blick

In dieser Tabelle finden Sie die wichtigsten ätherischen Öle und ihre vielfältigen Wirkungsweisen. Ein Ratgeber, mit dessen Hilfe Sie sich orientieren können, wenn Sie Geist und Körper Gutes tun wollen.

1 = Angst; 2 = Cellulite; 3 = Depression; 4 = Heuschnupfen; 5 = Kopfschmerz; 6 = Erkältung; 7 = Menstruationsbeschwerden; 8 = Mentale Erschöpfung; 9 = Muskelschmerzen; 10 = Sexualprobleme; 11 = Streß; 12 = Reisekrankheit

Auf einen Blick

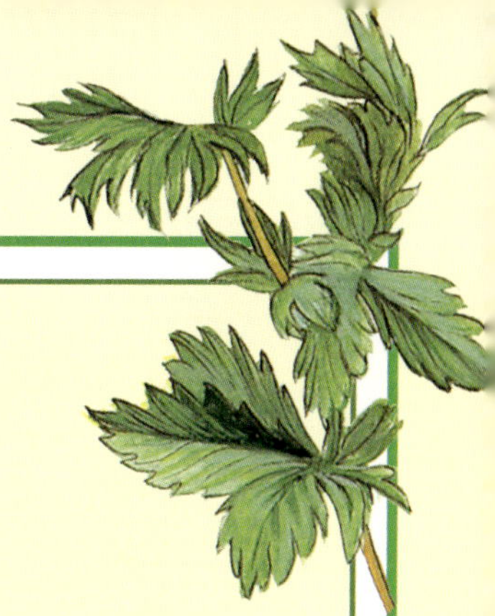

siehe links unten	1	2	3	4	5	6	7	8	9	10	11	12
Basilikum	◆		◆		◆	◆	◆	◆				
Bergamotte	◆		◆									
Zeder										◆		
Zimt						◆			◆	◆		
Zypresse	◆	◆	◆	◆		◆			◆			
Eukalyptus				◆	◆	◆			◆			
Fenchel							◆				◆	◆
Geranie	◆	◆								◆	◆	
Jasmin	◆		◆							◆		
Lavendel	◆		◆		◆		◆		◆		◆	◆
Zitrone			◆			◆						
Majoran	◆				◆				◆		◆	
Melisse	◆			◆	◆		◆	◆			◆	
Myrrhe			◆			◆						
Orange	◆		◆				◆		◆			
Patchouli	◆	◆	◆							◆		
Pfefferminze					◆	◆					◆	◆
Rose	◆		◆	◆			◆			◆		
Rosmarin		◆	◆		◆		◆	◆	◆			
Sandelholz	◆		◆							◆	◆	
Thymian	◆						◆	◆				
Ylang-Ylang	◆		◆							◆		

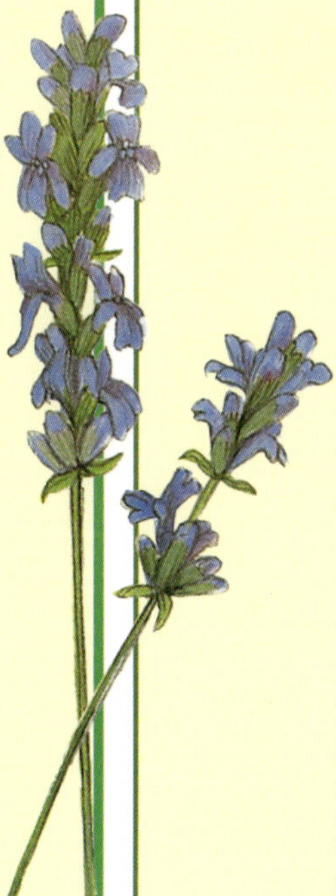

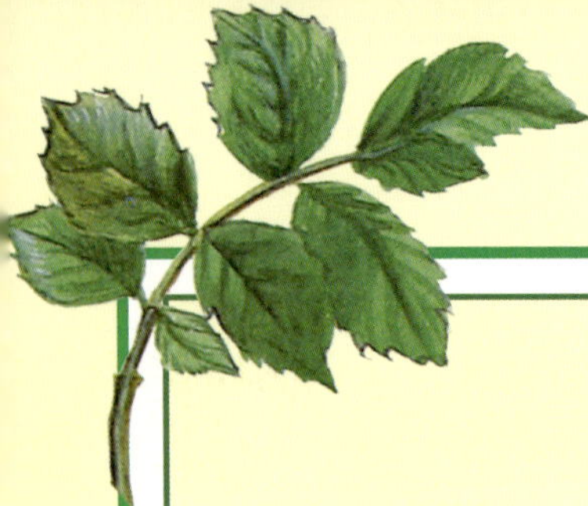

Was Großmutter schon wußte

Einige Aromen fanden schon immer ihre Verwendung im täglichen Leben. Bestimmt kommt Ihnen der eine oder andere unserer Tips doch irgendwie bekannt vor, denn schon unsere Großmütter wußten so manche Aroma-Tricks.

Bettgeflüster

Schlafstörungen? Ein paar Tropfen Sandelholz aufs Kopfkissen oder in die Laken bringen Abhilfe über Nacht. Und Jasmin oder Patchouli haben aphrodisierende Wirkung...

Insektenstiche

Gegen Insektenstiche ging Oma mit Ringelblume, Pfefferminze und Kamille vor. Diese Kompressen wirken auch heute noch reizlindernd, abschwellend und entzündungshemmend.

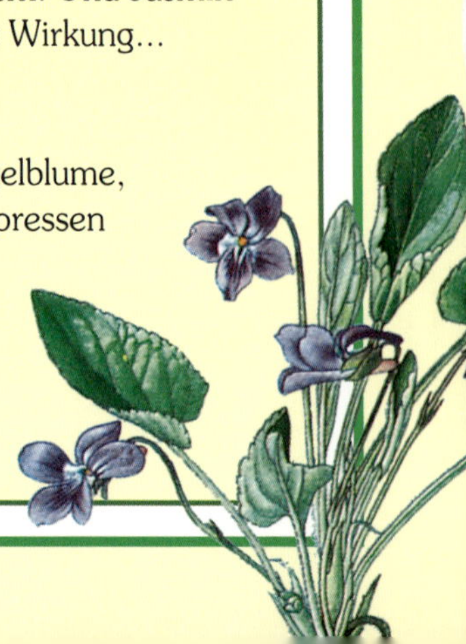

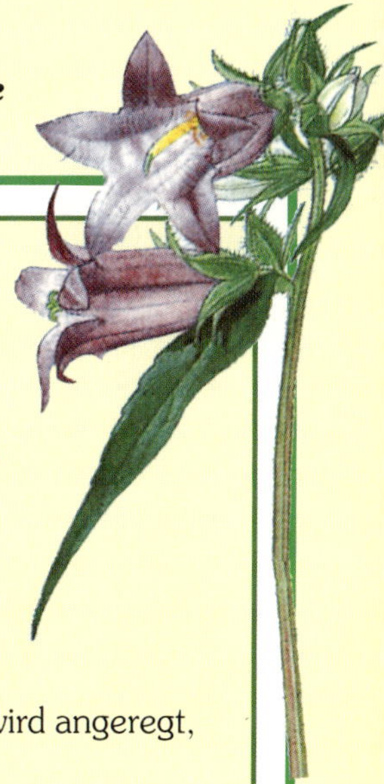

Sonnenbrand

Geranie, Rose und Kamille helfen – ebenfalls in Kompressenform – gegen Sonnenbrand: sie kühlen, stillen den Schmerz und unterstützen den natürlichen Heilungsprozeß.

Schnittwunden

Wenn Opa sich beim Rasieren schnitt, hatte Oma schnell eine Lösung mit Ringelblume und Bergamotte parat: die Zellerneuerung der Haut wird angeregt, die Wunde desinfiziert.

Übelkeit

Bei Übelkeit nach fettem Essen usw. helfen Inhalationen mit Ingwer, Pfefferminze oder Mandarine. Praktischer Tip: 2 Tropfen auf ein Baumwolltaschentuch träufeln und vor die Nase halten.

Kater

Hatten Oma und Opa einmal so richtig gefeiert, so gönnten sie sich am nächsten Tag ein warmes Bad mit Geranie oder Rose. Für einen klaren Kopf und mehr Energie sorgte Pfefferminztee.

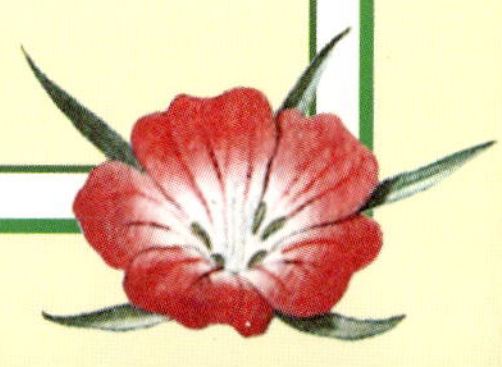

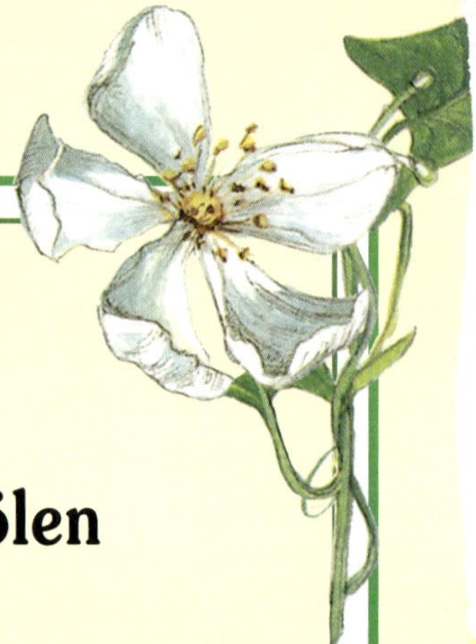

Baden mit Aromaölen

Entspannung total

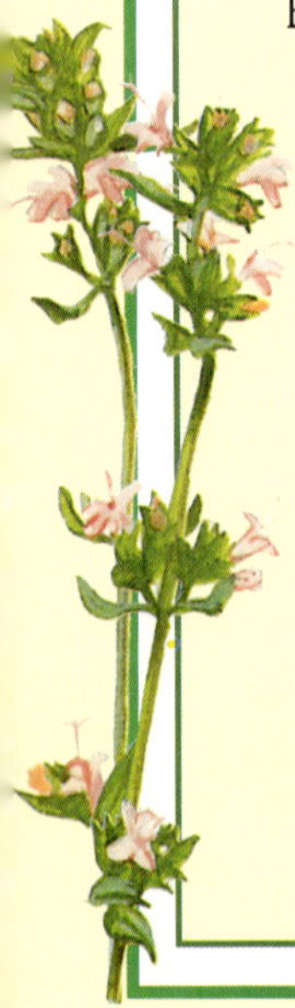

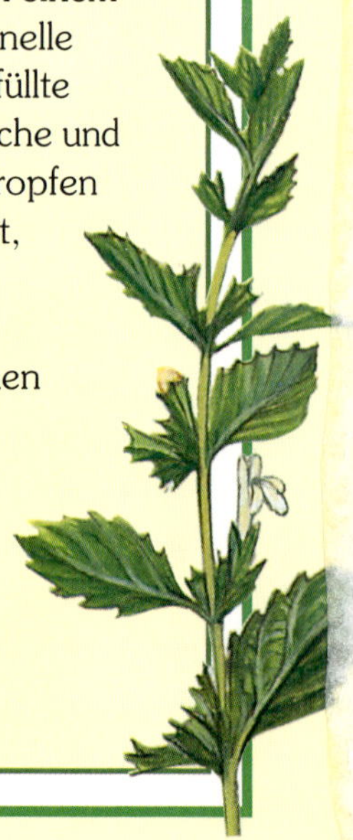

Eine Erfrischung gefällig? Oder fühlen Sie sich nach einem langen Tag kaputt? Probieren Sie einmal die schnelle Wirkung eines Aromabades aus. Auf eine gefüllte Badewanne nehmen japanische, skandinavische und europäische Aromatherapeuten etwa 10 Tropfen ätherisches Öl. Damit es sich mit Wasser mischt, werden als Mittler Honig, Milch oder Sahne verwendet. Zwei, drei Teelöffel davon mit den ätherischen Ölen mischen, dann dem warmen Badewasser zufügen.
15 Minuten darin entspannen.

Die besten Rezepte:

Entspannungsbad: 6 Tropfen Lavendel,4 Tropfen Geranie

Entspannungsbad: 7 Tropfen Kamille, 3 Tropfen Basilikum

Entspannungsbad: 7 Tropfen Sandelholz,
3 Tropfen Majoran

Nervenbad: 5 Tropfen Melisse, 3 Tropfen Lavendel
2 Tropfen Petitgrain (Citrusart)

Aktivbad: 5 Tropfen Rosmarin, 3 Tropfen Zirbelkiefer
2 Tropfen Basilikum

Erkältungsbad: 5 Tropfen Eukalyptus, 3 Tropfen Zirbelkiefer
2 Tropfen Zimt

Depressionsbad: 5 Tropfen Bergamotte,
3 Tropfen Ylang-Ylang, 2 Tropfen Vanille

Aphrodisisches Bad: 5 Tropfen Ylang-Ylang,
3 Tropfen Jasmin, 2 Tropfen Sandelholz

Nach einem Bad mit Aromaölen sollten Sie 12 bis 24 Stunden nicht duschen oder baden, damit die Öle ihre Wirkung voll entfalten können.

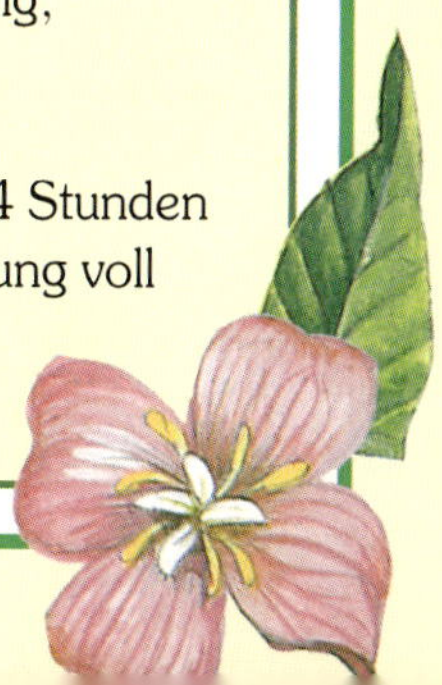

Nach dem Bad: Rundumpflege

Haben Sie einmal keine Zeit für ein ausgedehntes Entspannungsbad, so brauchen Sie trotzdem nicht auf die Wirkung von Aromaölen zu verzichten. Hier finden Sie Anregungen für eine Rundumpflege, die Ihre Haut besonders gut nach Ihrem gewohnten Bad oder nach der Dusche aufnimmt.

✻ Regenerieren Sie beanspruchte Hände mit einer Nährcreme aus einem Eßlöffel Mandelöl und jeweils 5 Tropfen Patchouli, Lavendel und Zitrone.

✻ Aprikosenkern- oder Jojobaöl sind ideal für brüchige Nägel: mit ein paar Tropfen die Finger von den Nägeln bis zu den Knöcheln massieren – so können die Nährstoffe tief eindringen.

Nach dem Bad: Rundumpflege

✻ Einfach herzustellen und sehr entspannend: Ein Pflegeöl aus 10 Eßlöffeln Sojaöl und 12 Tropfen Lavendelöl. Mit großzügigen Bewegungen nach dem Trockenrubbeln in die Körperhaut massieren.

✻ Rauhe Ellbogen bekommen entweder mit einer Paste aus geriebenen Mandelkernen, 3 Eßlöffeln süßem Mandelöl und etwas Joghurt oder durch Abreiben der Ellbogen mit einer halben Zitrone wieder zarte Haut.

✻ Gepflegte Füße durch Massage: 3 Tropfen Geranie, jeweils 1 Tropfen Rosmarin und Lavendel mit einem Eßlöffel Mandelöl vermischen und von den Zehen zur Ferse leicht kreisend mit den Fingerspitzen einmassieren.

✻ Gönnen Sie Ihrer Gesichtshaut eine Feuchtigkeitsmaske: Mischen Sie 2 Eßlöffel Aprikosenkernöl (etwa 30 ml) mit je 2 Tropfen Geranie, Rose und Weihrauch. Geben Sie 1 Eßlöffel angewärmten Honig und fein gemahlenes Mandelmehl dazu. Zu einer Paste verrühren. 15 Minuten einwirken lassen und mit lauwarmem Wasser abwaschen.

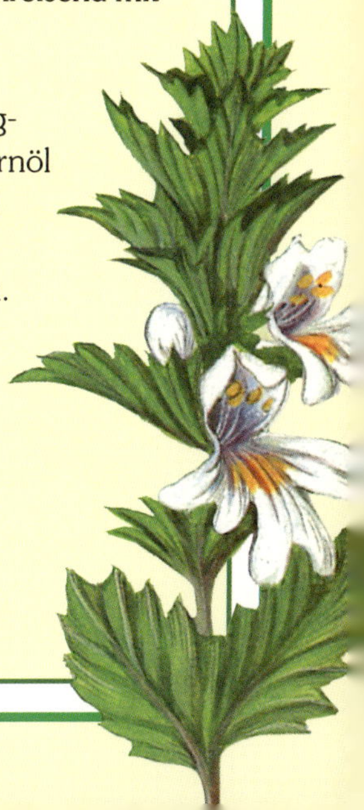

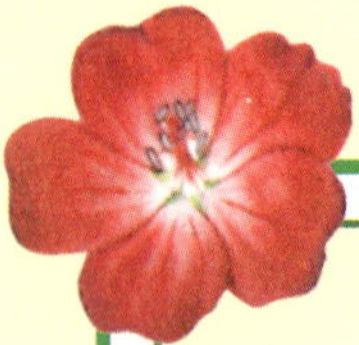

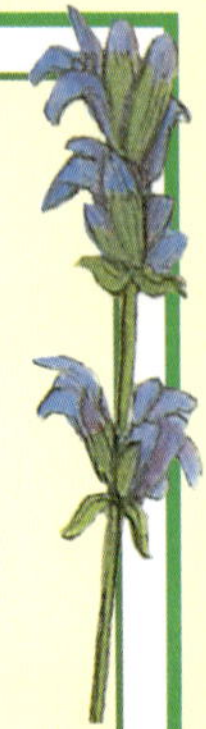

Kosmetik – Duftende Schönheit

Sie hätten gern eine individuelle Kosmetik? Versuchen Sie es einmal mit ganz natürlichen Rezepten mit Aromaölen. Grundsätzlich gilt für Ihre selbstgemachte Kosmetik: rühren Sie kleine Mengen an, die Sie möglichst auf einmal verbrauchen. Reste bewahren Sie bitte in lichtgeschützten, luftdichten Gefäßen im Kühlschrank auf.

Vorbereitung der Haut

Damit sich die Poren der Gesichtshaut öffnen und anschließend gut reinigen lassen, träufeln Sie 6-12 Tropfen Kamillenöl in kochendes Wasser, welches Sie am besten in eine Emailleschüssel gegossen haben. Handtuch über den Kopf und die Dämpfe 10 Minuten wirken lassen.

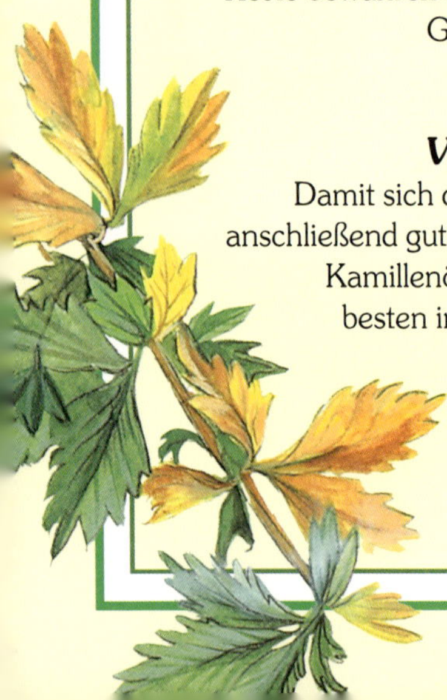

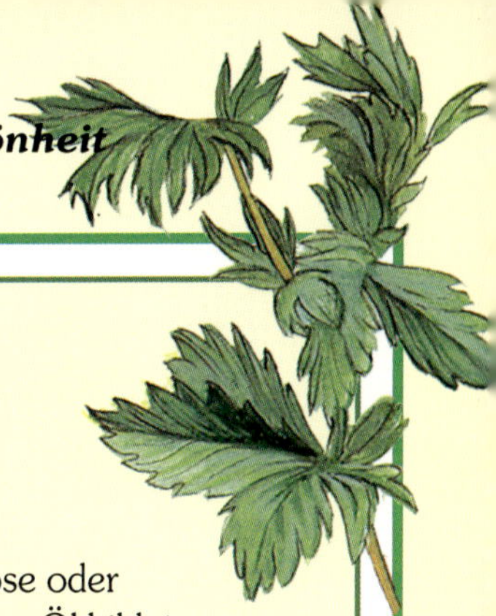

Gesichtsreinigung

Haben Sie Ihr Gesicht vorbereitet, so waschen Sie es mit einem Waschlappen (niemals mit den Händen!) nach: dazu 2 Tropfen Geranie, Lavendel, Jasmin, Rose oder Ylang-Ylang in warmes Wasser träufeln – das Öl bildet einen Schutzfilm auf der Haut.

Für Frauen, die Reinigungsmilch bevorzugen: 3 Tropfen Kamille, Lavendel oder Geranie mit 3 Eßlöffeln Mandelöl mischen und das Gesicht mit einem getränkten Wattebausch abtupfen.

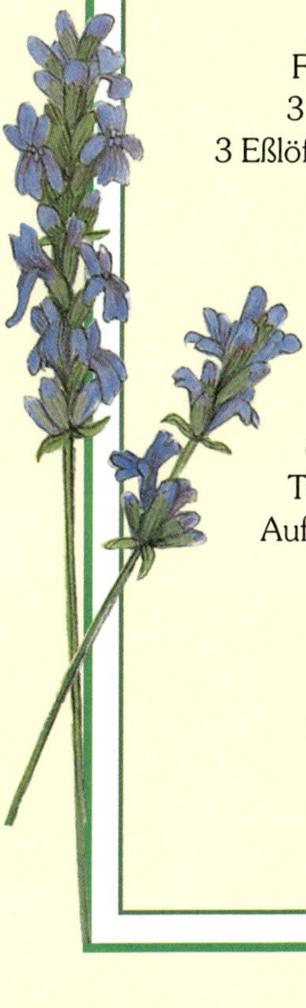

Reinigungsmaske

2 Eßlöffel Heilerde („Fullererde" oder natürlichen Lehm aus dem Reformhaus), 1 Eßlöffel Joghurt, etwas heißes Wasser und 1 Tropfen Bergamotte, 2 Tropfen Geranie und 3 Tropfen Lavendel mischen. Auftragen und nach 10 Minuten mit warmem Wasser abnehmen.

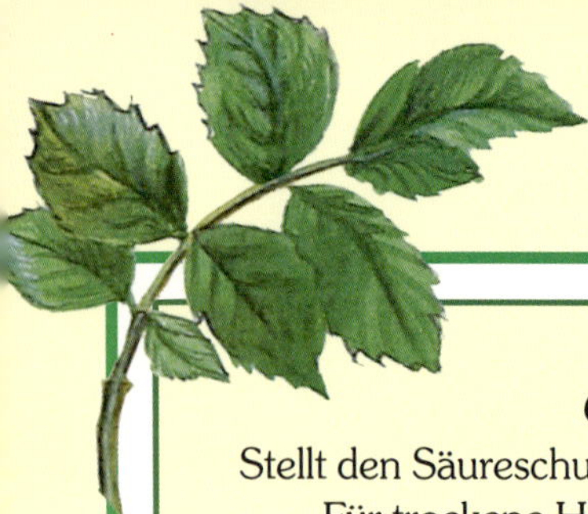

Gesichtswasser

Stellt den Säureschutzmantel nach dem Reinigen wieder her: Für trockene Haut 4 Teebeutel Kamille in 1/2 Liter kochendem Wasser 1 Minute ziehen lassen, nach dem Abkühlen 6 Tropfen Zitrone, Mandarine oder Orange dazutun. Das Gesicht mit einem getränkten Wattebausch abtupfen.

Für fettige Haut verwenden Sie 2 Beutel Zitronellegrastee, 2 Beutel Ginsengtee und 6 Tropfen Salbei.

Augenkompressen

Entspannen und beruhigen. Pads mit Rosenwasser tränken und 10 Minuten auf die Augen legen.

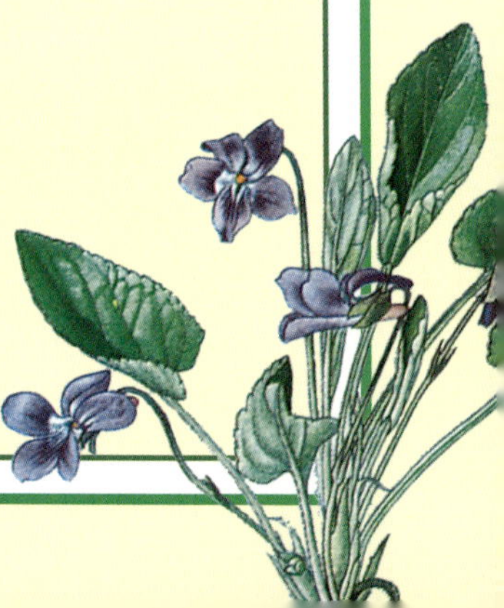

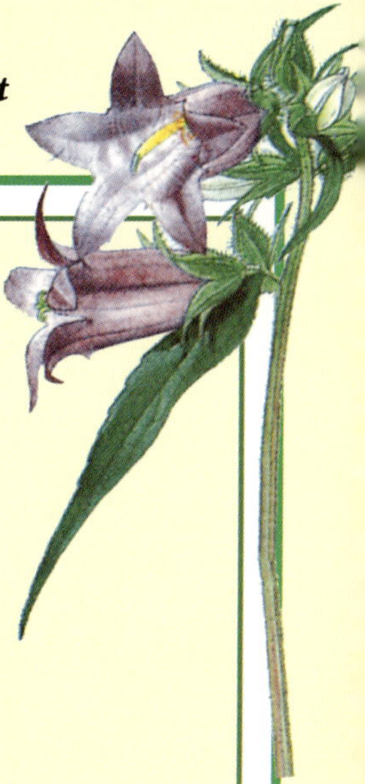

Anti-Cellulite-Tips

Cellulitebad: 5 Tropfen Zitrone, 3 Tropfen Wacholder, 2 Tropfen Zypresse und etwas Sahne in warmes Badewasser geben.

Cellulite-Massage: 8 Eßlöffel Sonnenblumenöl mit je 6 Tropfen Lavendel und Wacholder sowie 10 Tropfen Rosmarinöl mischen. Betroffene Stellen mit der flachen Hand zum Herzen hin massieren.

Cellulite-Umschlag: 2 Eßlöffel getrockneten Thymian, 2 Eßlöffel getrockneten Salbei und 2 Streifen getrockneten Seetang (Kombu oder Nori genannt, im Asia-Shop) in 1 Liter Wasser 10 Minuten sieden lassen. Abkühlen, durchseihen. Tücher eintauchen und 20 Minuten auf die Problemzonen legen.

Übrigens: Diese Anwendungen wirken nur, wenn sie regelmäßig wiederholt werden.

Praktischer Tip

Geben Sie in Ihre neutrale Körpercreme oder -lotion einfach 2 Tropfen Ihres Lieblingsöls (gut vermengen) – so erhalten Sie preiswert eine Aromacreme!

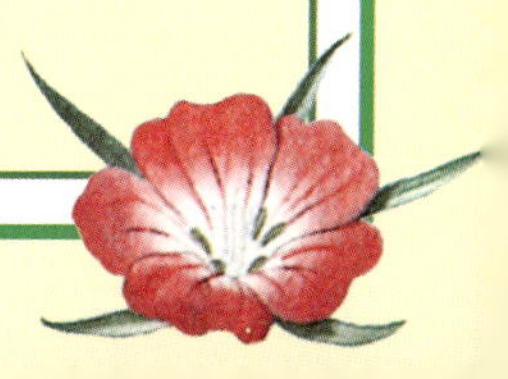

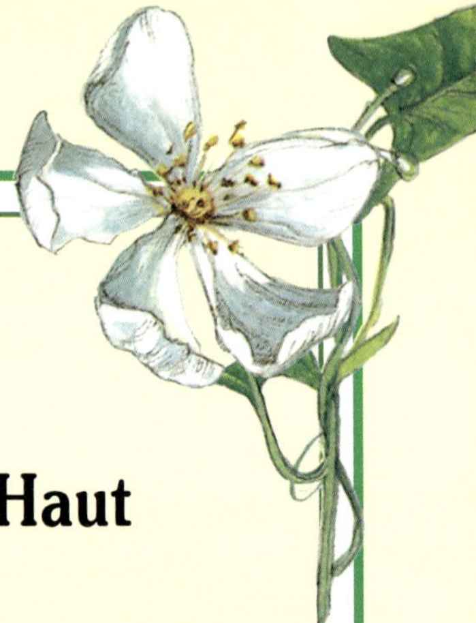

Alles Gute für Ihre Haut

Mit Aromaölen können Sie sich auch Ihr individuelles Pflegeprogramm zusammentellen – achten Sie dabei vor allem auf Ihren Hauttyp.

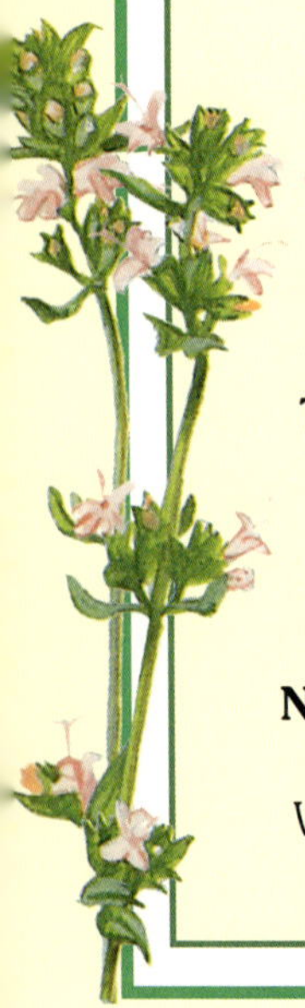

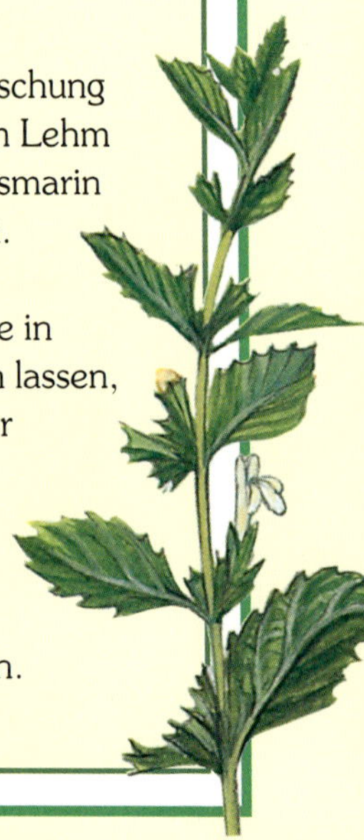

Pflege für fettige Haut

Morgenmaske: Zweimal wöchentlich eine Mischung aus etwas heißem Wasser, 2 Eßlöffeln reinem Lehm (Apotheke, Reformhaus) und 1 Tropfen Rosmarin auftragen. Nach 10 Minuten warm abwaschen.

Tonikum: Je 2 Teebeutel Kamille und Beinwelltee in 1/2 Liter kochendem Wasser 15 Minuten ziehen lassen, dann abkühlen lassen. 6 Tropfen Wacholder hinzufügen. Gesicht damit abtupfen.

Nachtpflege: Nach dem abendlichen Reinigen eine Mischung aus 30 ml Jojobaöl, 5 Tropfen Wacholder und 1 Teelöffel Weizenkeimöl auftragen.

Pflege für trockene Haut

Feuchtigkeitsmaske: 1 Teelöffel angewärmten Honig, 3 Eßlöffel Aprikosenkernöl, 3 Eßlöffel gemahlene Mandeln und je 2 Tropfen Ringelblume, Patchouli und Orange mischen. Nach 10 Minuten warm abwaschen.

Gesichtswasser: 4 Beutel Hagebuttentee in 1/2 Liter kochendem Wasser 1 Minute ziehen lassen. Nach dem Abkühlen 6 Tropfen Lavendel hinzufügen. Gesicht damit abtupfen.

Nährcreme: 3 Tropfen Rose, 4 Tropfen Myrrhe, 3 Eßlöffel Erdnußöl und 1 Eßlöffel Joghurt vermengen und abends auftragen.

Pflege für normale Haut

Dampfbad: Je 4 Tropfen Geranie und Lavendel und 2 Tropfen Patchouli in 1 Liter kochendes Wasser träufeln. 5 Minuten unter einem Handtuch einwirken lassen.

Tonikum: 4 Beutel Kamillentee in 1/2 Liter kochendem Wasser 1 Minute ziehen lassen. Nach dem Abkühlen 6 Tropfen Orange dazugeben. Gesicht damit abtupfen.

Schönes Haar

Schon die Indianer benutzten Aromaöle für glänzendes Haar: 6 Tropfen Sandelholz auf 1/2 Liter Wasser – das war ihr Geheimrezept. Wir haben für Sie die 7 besten Tips für Ihre Haarpflege zusammengestellt.

1. Warme Ölmaske für trockenes Haar

Je 5 Tropfen Ylang-Ylang, Lavendel, Rose und 2 Eßlöffel Jojobaöl. Anwärmen, unter Alufolie 10 Minuten einwirken lassen.

2. Kopfhautmassage gegen fettiges Haar

Je 5 Tropfen Basilikum und Rosmarin sowie 2 Eßlöffel Aprikosenkernöl. In die Kopfhaut massieren, Haare in ein warmes Handtuch wickeln und nach 15 Minuten ausshampoonieren.

3. Reinigende Pflege für normales Haar

5 Tropfen Kamille oder Lavendel in Ihr neutrales Tagesshampoo geben – schon wird die Reinigungskraft erhöht.

4. Nährstoffe für die Kopfhaut

1 Tropfen Lorbeeressenz in die Borsten der Haarbürste einreiben. Haar von den Haarwurzeln zu den Spitzen hin ausbürsten. Übriges: Um die Jahrhundertwende war Lorbeer der Hauptbestandteil von Haartonikum.

5. Gegen Haarausfall

Kopfhaut mit je 5 Tropfen Lavendel und Rosmarin und 2 Eßlöffel Sesamöl massieren.

6. Gegen graue Haare

Kamille hellt sie auf, Kornblumenessenz gibt einen sanften blauen Schimmer.

7. Gegen Schuppen

Vorm Waschen mit mildem Anti-Schuppen-Shampoo Kopfhaut mit 5 Tropfen Lavendel und 2 Eßlöffeln Mandelöl massieren.

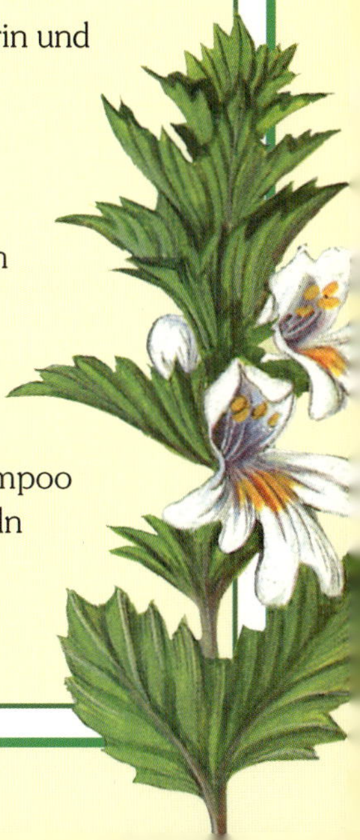

Aromen gegen Streß

Wissenschaftlich erwiesen ist, daß Streß aus mindestens 5 Komponenten besteht. Gegen jede ist ein Kraut gewachsen:

1. Innere Unruhe

Dagegen hilft Einreiben mit Beruhigungsöl aus je 15 Tropfen Lavendel und Rosenholz, je 5 Tropfen Geranie und Pinie sowie 100 ml Jojobaöl.

2. Anspannung und Angst

Entspannung bringt eine Duftlampe mit 8 Tropfen Lavendel, Jasmin oder Basilikum.

3. Ein- und Durchschlafschwierigkeiten

Unser Tip: ein Einschlafbad mit 5 Tropfen Lavendel, 3 Tropfen Kamille und 2 Tropfen Geranie.

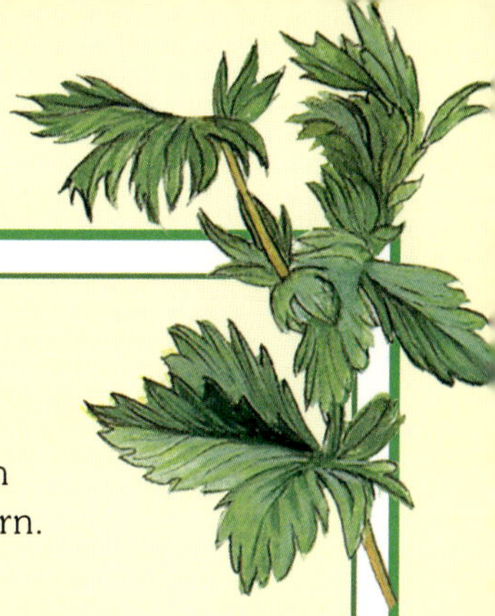

4. Erschöpfung

Umgeben Sie sich mit Pfefferminze oder Orange: 2 Tropfen Aromaöl aufs Halstuch oder auf ein Taschentuch zum Schnuppern.

5. Grübelzirkel

Dagegen hilft nur eins: raus aus dem Alltag. Das geht schon mit einem Saunabesuch. Ein paar Tropfen Zirbelkiefer, Wacholder, Kamille, Fenchel oder Rose auf den Saunastein geträufelt bringen herrliche Entspannung und machen frisch.

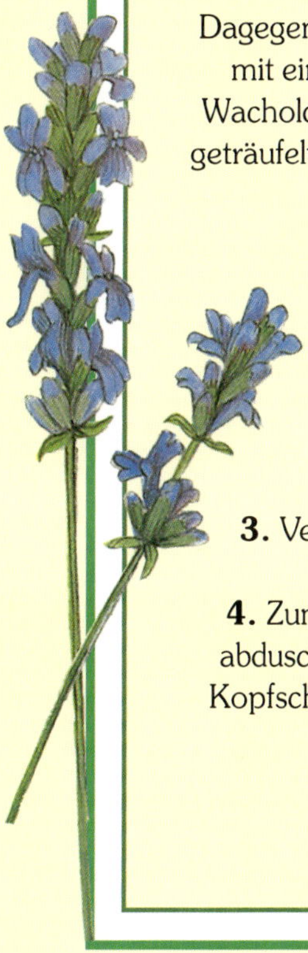

Oftmals geht Streß mit Kopfschmerz einher. Dagegen hilft unser 30-Minuten-Programm:

1. Kalte Kompressen mit Lavendel und Geranie auf die Stirn legen. 5 Minuten.
2. Inhalation mit Veilchen. 10 Minuten.
3. Verdünntes Pfefferminzöl punktweise auf die Schläfen massieren. Hinlegen. 10 Minuten.
4. Zum Fitwerden erst richtig warm, dann plötzlich kalt abduschen. Die erweiterten Blutgefäße – oft Ursache für Kopfschmerz – ziehen sich zusammen, der Schmerz geht. 5 Minuten.

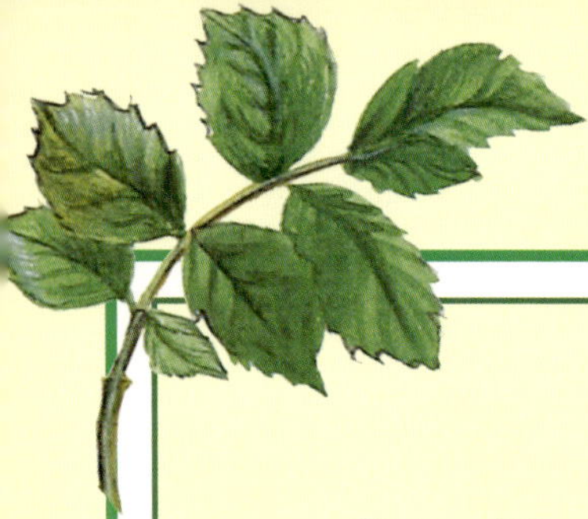

Die Nase – Tor zur Seele

Archäologische Funde zeigen, daß schon 6000 v.Chr. im alten Mesopotamien Kräuter verbrannt wurden, um Stimmungen hervorzurufen. Düfte wirken direkt auf unser Gefühlszentrum – was sich neuerdings schon Kaufhäuser und Banken in den USA zunutze machen.

Die 5 Duftrichtungen ätherischer Öle

Gewürz	**Holz/Balsam**	**Zitrus**	**Blüten**	**Blätter**
Ingwer	Rosenholz	Zitrone	Lavendel	Kamille
Lorbeer	Patchouli	Lemone	Rose	Thymian
Wacholder	Baldrian	Bergamotte	Ylang-Ylang	Basilikum
Myrrhe	Zeder	Orange	Geranie	Fichte
Kampfer	Sandelholz	Mandarine	Veilchen	Pfefferminze
Majoran	Schafgarbe	Petitgrain	Mimose	Eukalyptus
Estragon	Weihrauch	Zitronelle	Jasmin	Kiefer
Fenchel	Moschus	Melisse	Neroli	Rosmarin

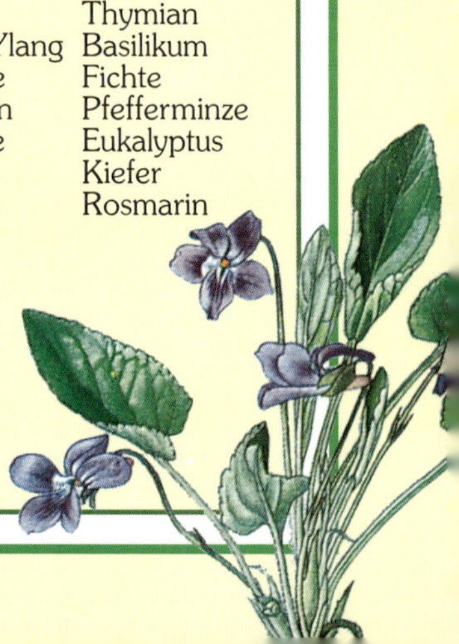

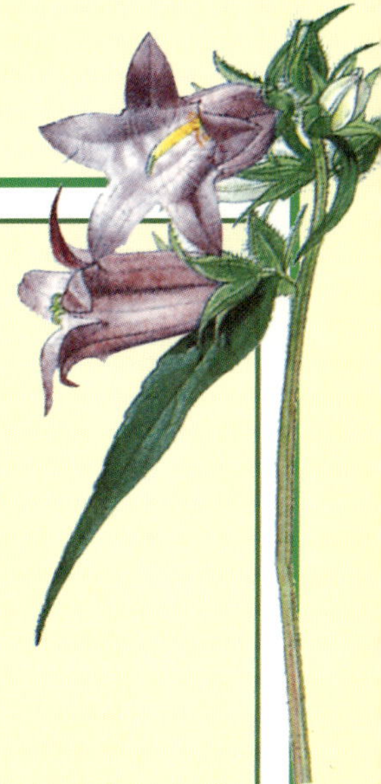

Neben Duftlampen, Raumsprays und Duftkerzen können vor allem Potpourris langanhaltenden Duft verströmen.

Besorgen Sie sich entweder fertige Blüten- und Blätterpotpourris, die sie zwischendurch mit einigen Tropfen ätherischen Öls wieder auffrischen können. Oder machen Sie Ihr Potpourri selbst:

„Cottage Garden Mix“

Je 1 Tasse getrockneten Lavendel, Rosenblätter und Geranie, je ein Eßlöffel Zimt, getrocknete Zitronenschale und Nelke, je 3 Tropfen Rose, Orange und Geranie, 2 Eßlöffel Puder. Alles mischen. 6 Wochen täglich in einem luftdichten Behälter schütteln. Dann in eine Schale füllen.

„Woodland Mix“

Je 1 Tasse getrocknete Lemonenschale, Zedernrinde, Sandelholzraspeln und Tannenzapfen, 1 Eßlöffel Sternanis, 1 zerstoßene Stange Zimt, 4 Tropfen Sandelholz, 2 Tropfen Zimt, 2 Eßlöffel Puder. Alles mischen. 6 Wochen luftdicht lagern. Täglich schütteln.

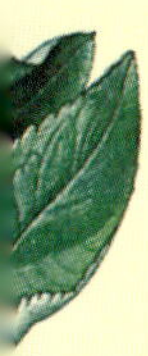

Vielleicht haben Sie Lust, selber Potpourris nach Ihrem Geschmack zu komponieren?

Massagen für Körper und Geist

Jede Massage ist entspannend, doch eine Massage mit Aroma-Ölen kann noch mehr: wirkungsvolle Essenzen beeinflussen den Körper via Haut. Die Duftstoffe bringen zusätzlich den Geruchssinn in Schwung.

Auf direktem Weg wirken sie auf das limbische System, welches im Gehirn für unsere Gefühle und Stimmungen zuständig ist.

Wir zeigen Ihnen die wichtigsten Griffe und die besten Massagearten, damit Sie sich so richtig wohl fühlen. Doch bevor es losgeht, hier die wichtigsten Regeln:

1. Möchten Sie entspannen? Oder doch lieber angeregt werden? Suchen Sie sich in aller Ruhe das richtige Öl aus (siehe Tabelle S. 28/29).

2. Trägeröl und zwei Tropfen Aromaöl in einer Schale im warmen Wasserbad anwärmen und in Reichweite plazieren.

3. Alle Massagebewegungen sollten gleichmäßig und im Fluß sein. Keine kalten Hände bitte!

Vor der Massage:

* Kalt duschen. Kein heißes Bad – die Haut nimmt sonst das Öl sofort auf!
* Tabu: Große Mahlzeiten und Alkohol vor der Aromamassage! Der Körper kann sich damit nicht entspannen.
* Der Raum sollte warm und freundlich sein. Massierte Körperpartien gleich abdecken (Laken, Tuch).

Bei Partnermassagen ist eine härtere Unterlage (Futon, feste Matratze o.ä.) ideal. Ruhe und Wärme führen zu Behaglichkeit und Entspannung.

Nach der Massage:

* Fünf Minuten mit geschlossenen Augen ausruhen und entspannen.
* Stilles Mineralwasser trinken, damit Schlacken und Schadstoffe aus dem Körper transportiert werden können.
* Möglichst 12 Stunden nicht baden oder duschen, damit das Öl seine Wirkung voll entfalten kann.

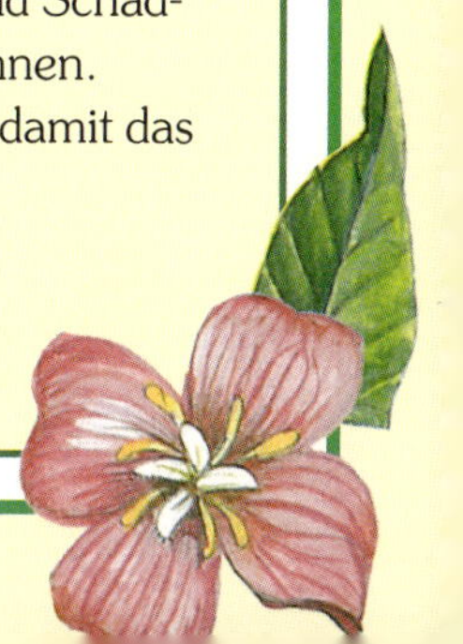

Die sechs besten Handgriffe

1. Der Streichler

Der wichtigste der Massagegriffe dient vor allem dem Kontakt. Das gleichmäßige Auf- und Abstreicheln mit den Handflächen führt zum Einziehen der Essenzen und zur Entspannung – sowohl bei der Eigen- wie auch bei der Partnermassage.

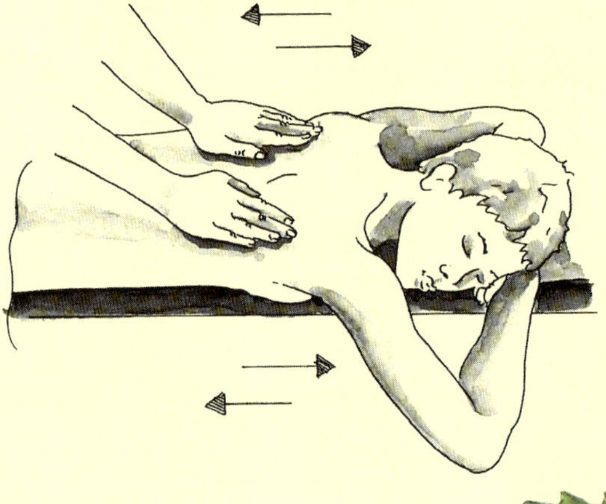

2. Der Fächer

Beschreiben Sie abwechselnd mit entspannten flachen Händen einen Fächer, z.B. auf dem Rücken. Der abwechselnde Rhythmus führt zu großflächiger Entspannung. Übrigens: mit dieser Bewegung können Sie auch nach der Massage ausstreichen.

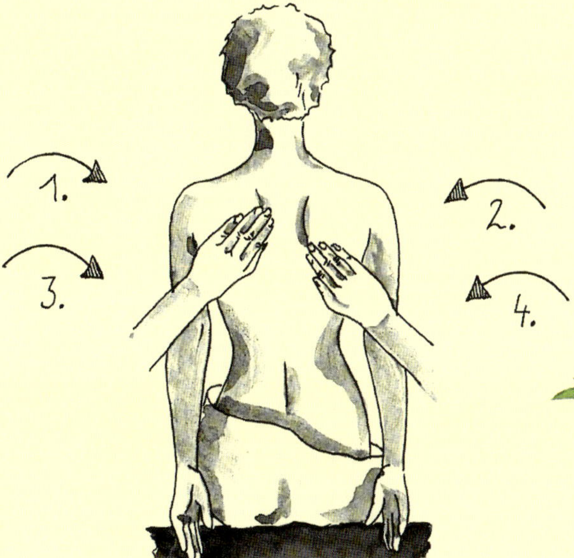

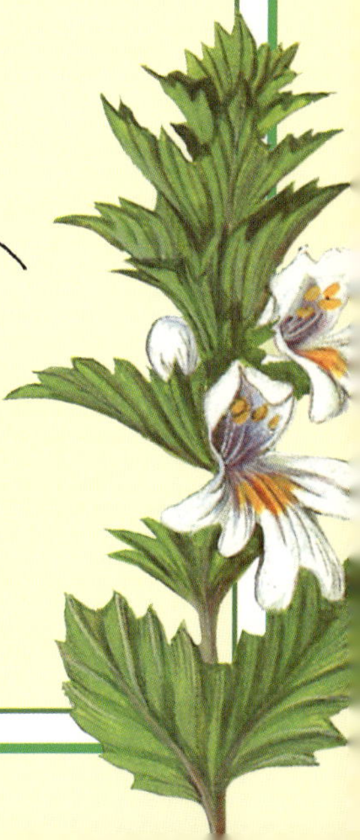

3. Der Schmetterling

Legen Sie die gespreizte Hand z.B. auf die Schulterpartie. Ziehen Sie jetzt die Hand zusammen und spreizen Sie sie wieder mit mittlerem Druck. Die zweite Hand folgt der ersten. Ein Griff mit leichter Tiefenwirkung.

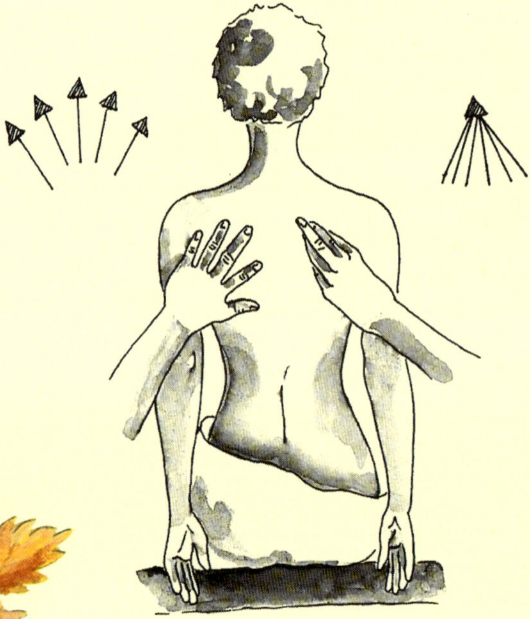

4. Die Faust

Toll für die Punktmassage: stellenweise mit der Rückseite der leicht zur Faust geballten Hand massieren. Achtung: niemals die Fingerknöchel benutzen und keinen großen Druck ausüben.

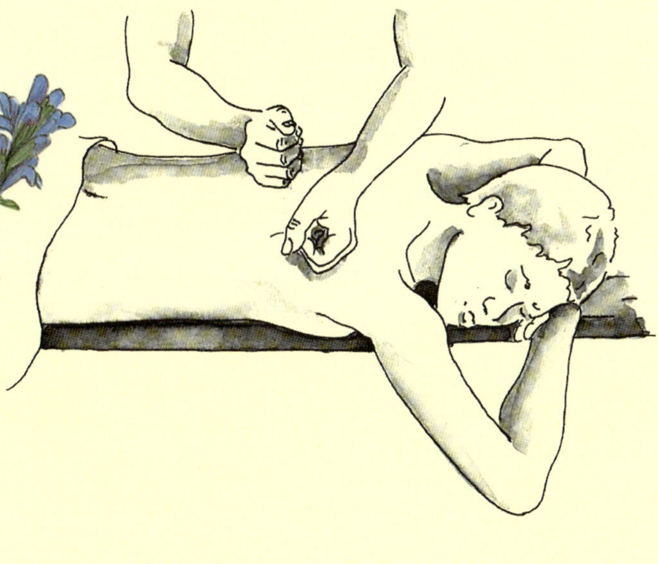

5. Die Acht

Der Größte der Massagegriffe: malen Sie – unten beginnend – mit beiden Handflächen eine große Acht, beispielsweise auf die Bauch- oder Rückenpartie Ihres Partners.

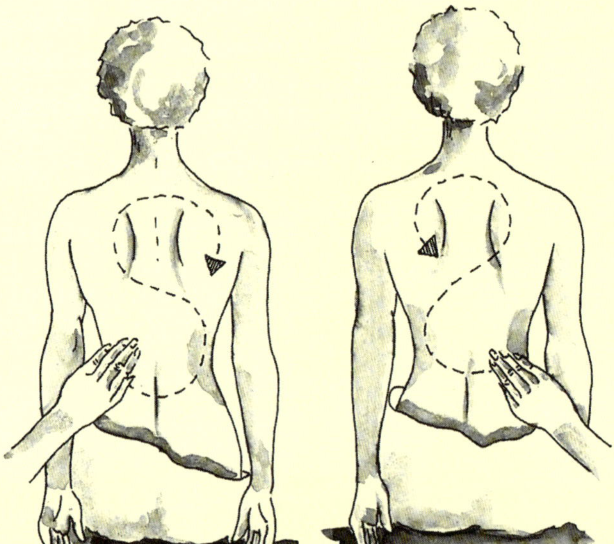

6. Die Drainage

Mit Fingerspitzengefühl – der leichteste der Massagegriffe. Die Fingerspitzen beider Hände werden dabei zusammengelegt, und so beispielsweise der Bereich des unteren Rückenwirbels, aber auch Oberarme und Beine, mit sehr sanftem, gleichmäßigem Druck zentimeterweise massiert. Grundgriff der Lymphdrainage.

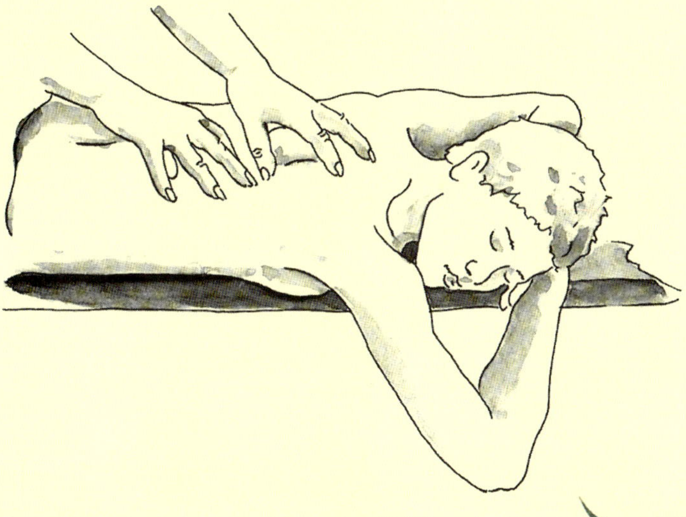

Die vier wirkungsvollsten Massagen

Die Rückenmassage

Zur vollkommenen Entspannung: Der Rücken mit seiner Vielzahl von Nervensträngen und Muskeln spricht besonders gut auf die entspannende Wirkung der Aromatherapie-Massage an.

Wichtig: Bei der Massage nicht zuviel Druck ausüben. Besonders angenehm und effektiv sind breitflächige, fließende Bewegungen – langsam und kontinuierlich.

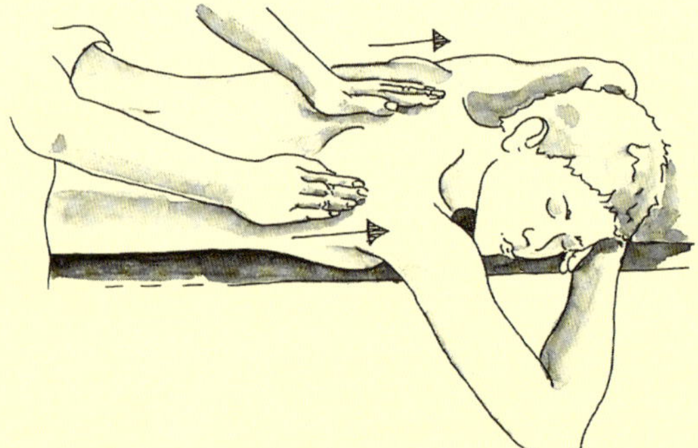

1. Das erwärmte Öl zwischen den warmen Handflächen verreiben – die erste Berührung wird dadurch angenehmer, das Öl besser dosiert.
2. In der Lendengegend anfangen. Mit großzügigen Streichelbewegungen bis in die Schultergegend hocharbeiten.
3. Mit fächerförmigen Bewegungen den Rücken bis zum Gesäß massieren.
4. Mit kleinen kreisenden, dann großen kreisenden Bewegungen den Rücken entspannen.

Übrigens: Gerade für ungeübte Hobby-Masseure ist diese Partnermassage zum Einstieg ideal. Die großen Bewegungen können nicht schaden und führen zu schneller Entspannung.

Die besten Öle für die Rückenmassage:

Orange, Bergamotte, Lavendel und Eukalyptus.
Dosierung: *10 Tropfen ätherisches Öl auf ca. 30 ml Trägeröl.*

Die Beinmassage

Zur Belebung und Erfrischung nach langen Tagen oder Nächten. Sie wirkt Wunder bei müden Beinen: eine Kombi-Massage aus Streicheln und Kneten. Dazu angewärmtes Öl zwischen den Handflächen verreiben und mit der Massage an den Knöcheln beginnen.

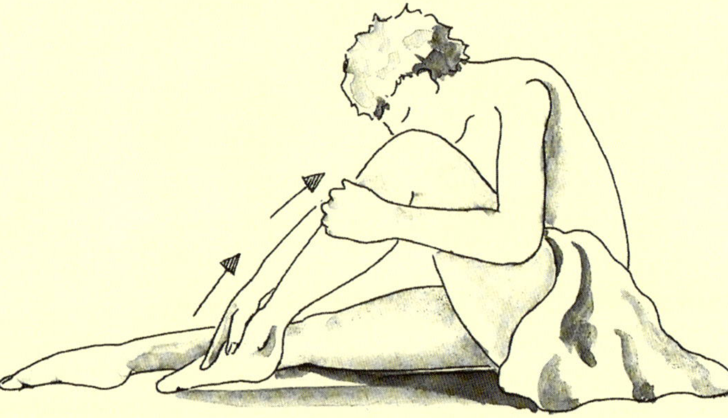

1. Beide Hände umschließen die Fessel und streicheln abwechselnd das Öl auf die Haut in Richtung Knie, dann Oberschenkel. Das geht am besten, wenn Sie auf der Vorderkante eines Stuhles oder auf dem Boden sitzen.
2. Nun fangen Sie wieder an den Knöcheln an und kneten nun – besonders die Wadenpartie – in Richtung Körper.
3. Wiederholen Sie diesen Wechsel ca. fünf Minuten lang für jedes Bein. Danach: am besten Beine hochlegen und in eine Decke wickeln. Entspannen.

Für alle Massagen gilt: immer zum Herzen hin arbeiten!

Extra-Tip: Beginnen Sie die Bein-Massage mit einem ausgiebigen (10 Minuten) Fußbad mit Pfefferminze – das erfrischt.

Die besten Öle für die Beinmassage:

Zitrone, Rosmarin, Lavendel und Pfefferminze

***Dosierung:** 10 Tropfen ätherisches Öl auf ca. 30 ml Trägeröl.*

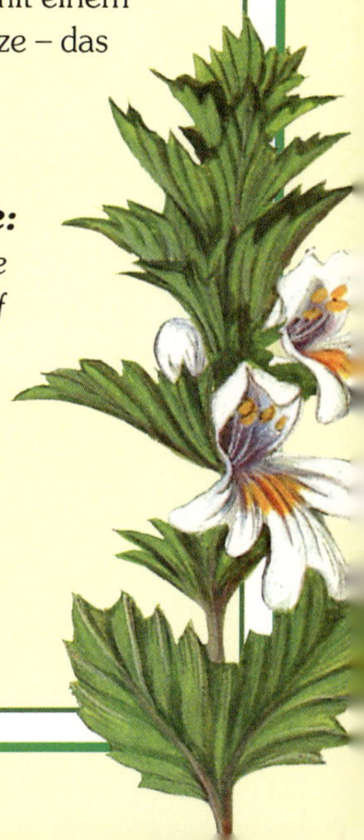

Die Gesichtsmassage

Zur Schönheitspflege und fürs Wohlbefinden. Bei regelmäßiger Gesichtsmassage haben einige Aromaöle hautglättende Eigenschaften – und Sie fühlen sich jünger und frischer! Doch gerade bei Gesichtsmassagen mit ätherischen Ölen sollten Sie unbedingt folgendes beachten: Niemals – auch wenn das Aromaöl noch so verdünnt ist – damit in die Nähe der Augen kommen. Sollte es doch einmal in die Augen gelangt sein: ein paar Tropfen reines, süßes Mandelöl helfen – auf keinen Fall die Augen mit Wasser waschen!

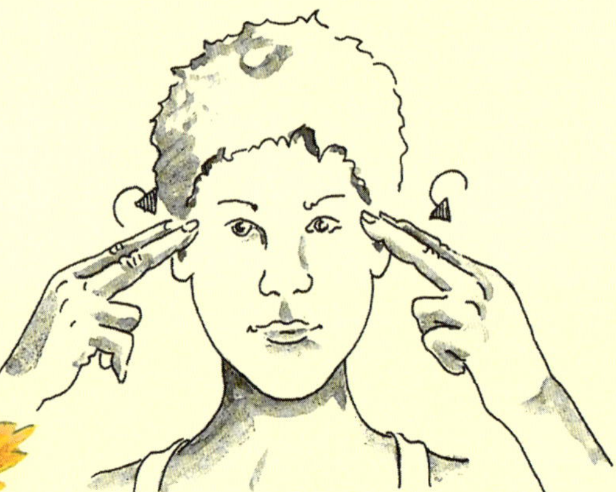

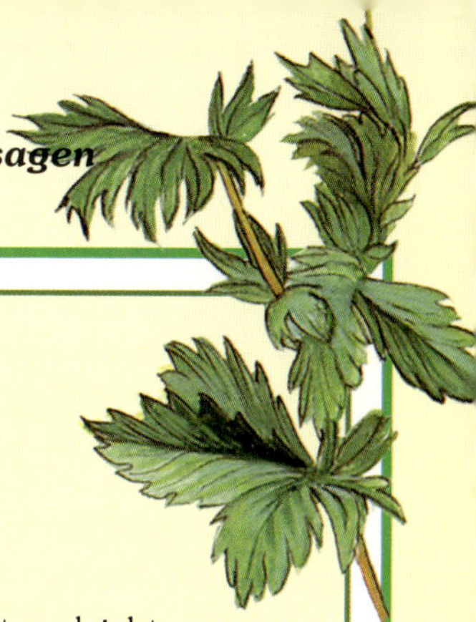

Ihre Schönheitsmassage in acht Schritten, nachdem Sie das Öl in beiden Händen verrieben haben:

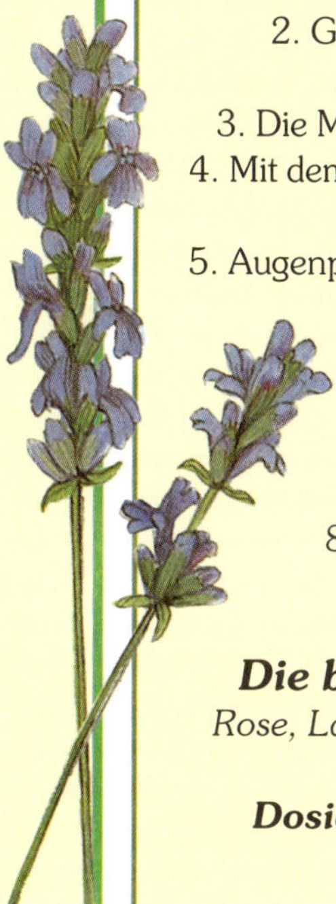

1. Wangenknochen mit den Mittelfingerspitzen leicht kreisend massieren.
2. Gegen ein Doppelkinn hilft das Streichen mit den Handrücken vom Kinn zum Hals.
3. Die Mundwinkel gleichzeitig mit den Daumen massieren.
4. Mit dem Mund ein O formen – Winkel mit den Fingerspitzen kreisend leicht drücken.
5. Augenpartie bzw. Wangenknochen mit den Fingerspitzen zu den Schläfen streichen.
6. Obere innere Augenwinkel mit den Mittelfingerspitzen kreisend massieren.
7. Schläfen mit den Fingerspitzen umkreisen (siehe Zeichnung links).
8. Stirn nach oben mit flacher Hand ausstreichen.

Die besten Öle für die Gesichtsmassage:

Rose, Lavendel, Orange, Geranie, Myrrhe, Gardenie und Ylang-Ylang.

Dosierung: *1 Tropfen ätherisches Öl auf ca. 10 ml Trägeröl.*

Die Bauchmassage

Anregung des Solarplexus. Das sogenannte Sonnengeflecht – es liegt in Magenhöhe unter der Bauchhaut – ist Zentrum vieler Nervenstränge und reagiert besonders empfindlich auf Streß

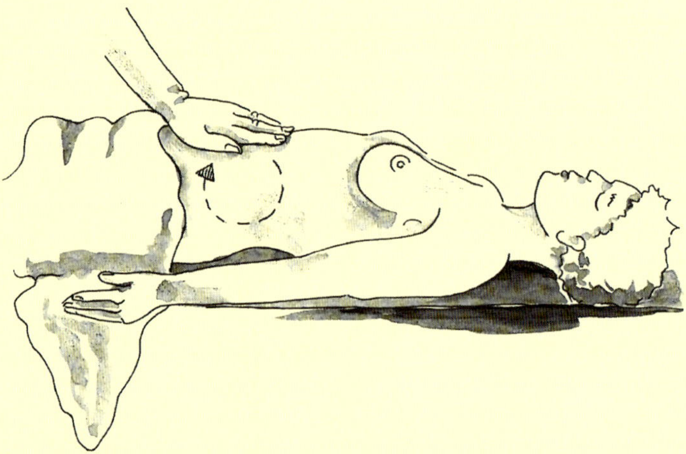

und Ärger. Ätherische Öle, in diesem Bereich einmassiert, wirken wärmend, entspannend und harmonisierend.

1. Angewärmtes Öl zwischen den Handflächen verreiben.
2. Ganz langsam und sehr gleichmäßig das Öl auf dem Bauch verteilen. Dazu große, kreisende Bewegungen in Richtung Bauchnabel ausführen. Dabei die Hände abwechseln.
3. Nach ca. drei Minuten Hände ruhig liegenlassen, dann fächerförmig zum Herzen hin mit beiden Händen abwechselnd den Bauch massieren.
4. Wieder innehalten. Dann die Bauchpartie mit beiden Händen gleichzeitig nach oben ausstreichen.

Diesen Bewegungsablauf sechs- oder siebenmal wiederholen.

Wichtig: Diese Massage sollten Sie sich bei entspannender Lieblingsmusik auf einer kuscheligen Unterlage gönnen – und hinterher mindestens 15 Minuten entspannen oder wunderbar einschlafen…

Die besten Öle für die Bauchmassage:

Fenchel, Jasmin und Lorbeer (entkrampfend).
Rose, Ylang-Ylang, Jasmin, Majoran und Mandarine (schlaffördernd, entspannend und wärmend).
Dosierung: *7 Tropfen ätherisches Öl auf ca. 60 ml Trägeröl.*

Register